第一本專門探討咖啡與健康的中文創作

喝是非,聊咖啡

——閒話咖啡與健康

咖啡究竟是索命勾魂的慢性毒藥,
還是延年益壽的苦口良方?

傅達德/著

前言

咖啡，知道更多，享受更多

　　我先不打自招，這標題乃是剽竊自大衛‧魯賓醫師號稱有上億讀者的名著《About Sex》的第二版前言，只不過把「性」改為「咖啡」罷了。他原著書名You always wanted to know about sex, but were afraid to ask是註了冊、受著作權保護的，幸好其前言標題沒有，身為該書譯者的我於是樂得套用，並做了點兒「創造性的轉換」。

　　根據魯賓醫師，性不但具有生殖及娛樂功能，還是一帖良藥：「藥效？你是說性就像藥一樣？非也！它不是像藥一樣，它就是藥，而且如同一般的藥物，性之藥也能以許多形式來攝

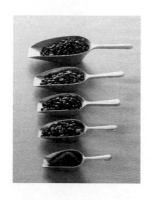

取。」不過他老兄為德不卒，只開出藥方，並未提供「藥材」，
更壓根兒不曾推動把具有療效的性行為納入健保給付項目。就這
點而言，咖啡的前途可要光明許多，畢竟其藥用歷史至少已有千
年，還曾被名醫收錄於藥典之中，而且目前不少西藥裡頭是含有
咖啡因的。雖說如此，各位看倌上咖啡館時可別忙著出示健保
卡，健保局依舊不會買單。

　　把咖啡與性相提並論，我絕非破天荒以來頭一個。說到破天
荒，有論者以為，亞當、夏娃這對苦命鴛鴦所吞食的禁果並非蘋
果，而應是紅豔欲滴的咖啡果實。英語稱男人的喉結為「亞當的
蘋果」，假設當年亞當囫圇吞下的確實是蘋果的話，那麼現在所
有男人看起來都會像是得了甲狀腺腫大一般，而不是有顆鴿子蛋
大小的玩意兒卡在脖子中間起伏上下。此外，有學者推敲出衣索
比亞或許是人類的誕生處，說來也巧，那兒也正是咖啡樹的發源
地，而當地部族早就在採食咖啡果實了，這進一步印證咖啡果比
蘋果更符合禁果的描述。再者，蘋果縱具養生之功，但無開智之
效，咖啡卻能提神醒腦，增進學習與記憶力，倒還湊合得上聖經

所稱的「明辨善惡果」。想當初基督教神職人員稱咖啡為「惡魔之飲」，恐怕不算厚誣，至少以他們的立場來看是如此。

咖啡原本只風行於伊斯蘭世界，一直到十七世紀才正式傳入西方國家，隨即擄獲歐洲各國民心，並仗著西方勢力的擴展而暢銷全球，成為僅次於石油的第二大合法貿易品。不過世人對於咖啡可心悅誠服得很，自自然然地便接受了，完全用不著船堅砲利的威逼，可見其魅力於一斑。倘若清朝道光年間，讓中國人上癮的是咖啡而非鴉片，那麼中國與世界近代史肯定要重寫了。咖啡的流傳頗具戲劇性，其詭譎、荒誕、畸情竟毫不遜於本土連續劇，這可能與咖啡本身的特性有關。

有法國「外交王子」之稱的塔列蘭，形容咖啡為「黯黑如惡魔，滾燙似煉獄，純潔賽天使，甜蜜像愛情」，真是深得箇中三昧，看來自幼跛足的他，之所以能夠在百花叢中有如狂蜂浪蝶，並非僅是利用「潘驢鄧小閒」的世俗條件來迷惑女性，而是當真見識非凡，品味超卓，方博得眾女傾心相與。或許正由於咖啡具有如此矛盾的特性，才讓一干飲君子、嗜淑女們銷魂蝕骨，愛之成癡，不可一日或無。第一次世界大戰期間，身處歐洲戰場的美

國大兵以冰冷雨水浸泡即溶咖啡粉，來上一杯即感到幸福洋溢，「縱槍林彈雨吾往矣」的豪氣陡生。

一九八〇年代，台灣茶藝館林立，上咖啡館屬於高尚昂貴的時髦活動。那時候台製愛情文藝片號為「三廳電影」，其中一廳即是咖啡廳——上茶藝館太不夠浪漫，上酒館又嫌太過放蕩，傳統又有「茶為花博士，酒是色媒人」的說法。時至今日，茶藝館在台北市所剩寥寥，咖啡館卻隨處可見，直追倫敦咖啡館最興盛時的景況，當時平均每兩百個倫敦市民即有一間。

法國有句話說：「國家的命運取決於人民吃什麼食物。」美國也有句箴言：「你是你所食。」飲食與國民健康息息相關，各先進國家莫不投入大量資金與人力從事飲食研究，台灣卻在這方面背道而馳，曾有衛生署官員無奈地表示，該署專事食品衛生管理的人員與經費著實拮据，遠不及用在醫藥方面。然而自衛生署食品藥物管理局成立以來，我個人感受到的並非實際功能的提升，而是因官僚組織擴大而導致的效率降低，其「禁止而非管理」的威權心態仍充斥在這個機構裡。唉，這些牢騷話不提也罷，以免掃了讀者雅興。

根據粗略的估計，大約四分之一的台灣人口有喝咖啡的習慣，不過尚未存在著關於咖啡與國民健康的長期、大規模的調查，而在其他國家，這樣的研究多如牛毛。我不是醫療專業人員，之所以厚顏大膽寫這本書，一方面是想蒐整相關資訊，以饗國內讀者，更重要的是希望拋磚引玉，好喚起民眾、學界、醫界及政府相關單位重視此一議題，畢竟每個地區飲用咖啡的習慣不同，國民體質也有所差異，要直接引用國外的研究成果，可能會產生嚴重誤導，甚至危及國民健康。此書或許是第一本以中文寫成、專門探討咖啡與健康關係的書籍，但我衷心希望不要成為絕響。不管如何，多知道些咖啡底事，以當作閒聊談資，也是不錯的。喝咖啡，不見得非聊是非或談正事不可，不是嗎？

　　在拙譯《About Sex》中文第二版出版後，有個在美國攻讀博士學位的朋友打長途電話向我抱怨說：什麼「性，知道更多，享受更多」，看完書後反而不知道該怎麼做。我整整花了兩個鐘頭授以心法，他聆聽之後茅塞頓開，豁然開朗，自此婚姻美滿，家庭和樂。誰知道這本咖啡書將會成就什麼樣的功德，至少從我

開始動筆迄今，周遭一些人已對咖啡有了不同的看法，不過可別找我討論咖啡的口感風味，我嗅覺奇差，這碼子事欠研究。

另外，我得鄭重聲明：我非醫療專業人員，既無能力、更無意願提供任何醫療建議，任何人不得利用本書的任何內容來從事任何疾病的預防或診治，否則任何後果須自負其責。

本書當中關於咖啡的一些掌故，頗多是參考韓懷宗先生所譯、著的《咖啡萬歲》與《咖啡學》，不敢掠美，特別指出。

為了讓閱讀流暢，除非有必要，正文不顯示原文，請有需要的讀者參考附錄的名詞對照表。

導論

咖啡的原罪──探討的障礙

　　進入正題前，我得先幫自己開脫一下：探討飲用咖啡習慣與國民健康之間的相關性，比自己弄杯咖啡喝可要麻煩多多了，其學問之大，恐怕不下於火箭科學。光是咖啡豆本身，名堂就多如繁星，並非咖啡館飲料單上所顯現的這麼簡單，若是娓娓道來，肯定讓一般人聽得昏頭脹腦，瞠目結舌。此外，人的身體與行為複雜無比，研究方法也花樣百出，研究者與解讀之人也不免抱持著偏見。所以這工作當真困難重重，總括來看，大致會碰到如下障礙：

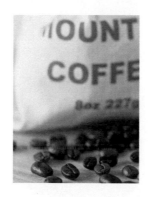

咖啡生豆

品種

　　咖啡品種甚夥，約莫有五十至一百個，通行於世的主要有二，一是阿拉比卡，其次是羅布斯塔，又以前者為最大宗。據估計，衣索比亞存有兩千多個阿拉比卡的亞種，開發出來成為商品的僅百分之五，而大家較為熟悉的咖啡豆，諸如牙買加藍山、蘇門答臘曼特寧、葉門摩卡、夏威夷柯納、坦尚尼亞吉力馬札羅，還有衣索比亞、肯亞、喀麥隆、爪哇、哥倫比亞、瓜地馬拉、哥斯大黎加、厄瓜多爾、巴西等等，皆屬阿拉比卡陣營。羅布斯塔因口感普遍不如阿拉比卡，多用作即溶、即飲咖啡，或食品添加物。咖啡豆品種不同，成分多少有所差異，咖啡與健康相關性研究極少觸及這部分，研究人員與一般消費者可沒那麼講究，即便是有些應當具備專業素養的咖啡銷售人員，往往標榜其咖啡用的是阿拉比卡種，但當我一追問是哪種阿拉比卡時，泰半不知如何應對，問急了還發火哩！

產地

　　「橘逾淮為枳」的道理也可套用在咖啡豆上頭，上述的阿拉比卡豆都冠有地名，自然不足為奇。當然，藍山專指出產於牙買加藍山的咖啡豆（冒用的不少就是了），柯納為夏威夷豆的特稱，曼特寧倒沒這麼限定，蘇門答臘以外地區也有栽種，但成分口感各地有別。一般而言，咖啡大多生產於熱帶地區，且以火山區為宜，然而不乏豆子產於較高緯度或非火山區，例如巴西南部、台灣古坑和中國雲南。除了緯度外，高度也相當重要，精品豆多半生長於海拔一千五百公尺以上，甚至有高達二千二百公尺者，因此其種植、採摘、運送皆較為困難，價格自然不斐。據說栽種海拔每上升三百公尺，同種咖啡豆的蔗糖含量便增加百分之十，香醇度亦隨之提升。有論者指出，種植緯度高者，海拔倒是用不著那麼高。此外，即便是同一地區、類似海拔、相仿土質，諸如日照（向陽、背陽、遮蔭程度）、溫度、濕度（降雨、灌溉、排水）、風向與風力等等氣候因素，也會對咖啡豆的品質與成分產生重大影響。

栽種採摘

咖啡豆彷彿具有靈性，其品質與農民的用心程度成正比，這也就是為何選購咖啡豆時，出產莊園或品牌也是重要因素之一，不過咖啡與健康相關研究人員可考慮不了這麼細膩，問卷不會詢問喝的是啥品牌咖啡。

加工法

去莢取豆

咖啡豆密藏於果肉與豆莢之中，去肉容易，破莢取豆則是攸關咖啡豆品質的關鍵因素之一，基本上可分為乾式（日曬）、濕式（水洗）、乾濕混合、生物消化等法。不同的處理法固然結果不同，同樣的處理法也可能有不一致的情況發生，特別是用乾式法，因這方法得要看天吃飯。

烘焙

生豆可不能拿來研磨或直接泡水喝，須先烘烤過，以烘焙程度來區分，大致可分為輕、中、重度，在這過程當中，咖啡豆產生了極其繁複的化學變化，稱為梅納反應。一般而言，咖啡豆所含的抗氧化物質，在中度烘焙時達到最高，不過有些豆子僅適合輕度烘焙，至於口味濃烈的重烘焙，我就不推薦了。在〈抗氧化〉一章，會敘及咖啡品種、烘焙度與製備法對於其抗氧化物質含量的影響，而這又攸關飲者的健康。

保存

咖啡豆倘若保存不當而致變質，不只會影響風味，還有害健康。生豆通常不宜久放（但也有以老豆做為號召者），烘焙過並適當保存，倒是可以擺上一、兩年，不過開封後還是要儘快用完。

製備法

諸如義式、美式、虹吸、滴漏、冰滴等等，都是大家所熟知的製備法，至於所謂摩卡，既是地名（葉門的咖啡集散港口），也是咖啡豆與咖啡飲品名，還是一種製備法，亦即用摩卡壺來烹煮咖啡。

其他

像是去除咖啡因，將咖啡製成即溶或即飲咖啡，涉及到多種加工法，也都多少關係到飲者的健康，〈低因咖啡〉與〈即溶、即飲、代咖啡〉二章即探討這些議題，而散見於其他章的研究，有些比較了一般咖啡與低因咖啡對於健康的效益，但甚少探討即溶與即飲咖啡。

飲用者

體質

說來也當真奇詭,咖啡是毒是藥,竟跟飲者的體質息息相關,特別是對於咖啡因的代謝能力——能力好,益處大;能力差,壞處多。然而,咖啡因並不盡然是個壞東西,效用其實還不少,〈咖啡因〉一章即為專論,其他章也多有敘及。

飲用習慣

同樣是喝咖啡,各人習慣大異其趣,有些人是一大早起床便開始暢飲至晚,另一些人是飯後來上一杯;有些人屬於基本教義派,平生只喝黑咖啡,另一些則大加糖、奶、香料,甚至搭配糕點食用;有些人喝熱的,慢條斯理地一小口一小口品飲,另些人嗜冰冷,仰脖子一大口咕嚕灌下。種種情狀,不可殫記,而對於飲者健康的影響,自然天差地遠,無法一一考量,僅有的一點是,各個研究所謂的一杯咖啡,通常是指六至八盎司之量(170～226毫升),至於究竟是怎麼喝法,就沒問那麼仔細了。

生活習慣

除了怎麼喝咖啡之外，怎麼過日子更加影響到個人健康。有些研究雖會考量受調查者是否吸菸、喝酒或保持運動習慣，卻不曾探討他們喝咖啡是為了熬夜工作，或純屬雅興，相信這兩種的後果應當有所不同。

研究方法

這議題若要說清楚、講明白，大概可以另外寫本書了，事實上，的確有這類的著作存在，這裡略而不談，以免把讀者嚇跑。由於研究方法本身的限制與各研究結論的不一致，因此關於咖啡與健康，尚缺乏確切定論，頂多只能說，喝咖啡似與幾種疾病罹患風險的降低相關，無法確立其間的因果關係。

資料的取得

即使是優良的研究設計，應當考慮的因素也都考慮到了，但因受測者是人類，不管其記憶錯雜、蓄意隱瞞，或對於問題有不

同的解讀方式，都使得蒐集來的資料值得懷疑。不說別的，光
「您習慣每天喝幾杯咖啡」這個基本問題就很難回答，除非經年
累月，每天都喝同質、等量的咖啡。

咖啡的原罪

宗教

倘若咖啡果當真是禁果，而讓人類始祖食後被驅趕出伊甸
園，那麼咖啡便背負著原罪。這樣子說或許流於玄虛，然而咖啡
原本是伊斯蘭教徒的代表性飲品，基督教世界數百年來一直有人
對咖啡懷抱著偏見。頗耐人尋味的一個案例是，雖然大部分研究
都顯示喝咖啡與腸癌罹患風險呈負相關，卻有兩個調查硬是跟其
他研究大相逕庭，呈現正相關，而這兩個調查所涉及的對象是美
國境內的基督教團體。

政治與財政

咖啡或許在宗教上帶有原罪，但在政治與財政上，卻可說是「匹夫無罪，懷璧其罪」，因為牽扯到的利益極為龐大，對於某些國家的財政竟具重大影響，專制政權更是害怕嗜喝咖啡的知識份子聚集在一塊兒，歷史上不乏執政者操弄咖啡與健康此一議題的事例，以達到鼓勵或禁止咖啡的目的，其背後的真正用心，總是著落在政治或財政。

商業

把層級從國家往下拉到升斗小民吧！咖啡固然是不少人謀取衣食的憑藉，卻也擋到另外一些人的財路，因此對咖啡歌功頌德與惡意誣蔑的都大有人在。

專業權威

好吧，這碼子事聽學者專家的總沒錯吧！然而，學者專家也是人，照樣免除不了偏見，過去便有醫生受到慫恿，發表不利於

咖啡的證詞，現在也有人質疑，一些有利於咖啡的研究，乃是得到咖啡業者的資助。

看到這裡，讀者切莫掩卷太息，甚至懷憂喪志。本書提供了不少有趣和有用的資訊，值得對此主題有興趣的人繼續閱讀下去。

目次

第一章

咖啡健康史觀

　　要說咖啡是人類歷史上最具爭議性的日常飲品，應當絲毫不為過，例如對於健康，咖啡即展現出相互矛盾的特性，一方面可能引發心悸、失眠、焦慮、骨質疏鬆等毛病，再者，孕婦與重病患者更被諄諄告誡，必須少喝具刺激性的咖啡；但在另一方面，不時有學者專家，神來一筆似地揭櫫咖啡奇妙的保健效果，像是英國里茲大學食品科學系教授蓋瑞·威廉森，便將咖啡列為二十大健康的食品之一。（作者註：「健康食品」為專有名詞，使用不當可能會遭有關單位罰款，甚至引來牢獄之災，所以這裡使用較為累贅的「健康的食品」，以示區別。）

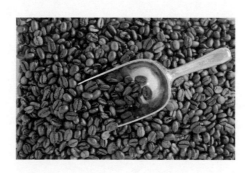

其實咖啡在成為升斗小民的日常飲品之前，原是用作苦口良藥。西元第九、十世紀之間的巴格達皇家醫院院長拉傑斯，在他編著的醫藥百科裡，即記載咖啡具有益胃、治頭痛、提神的效果，而此君著實非同小可，乃是率先提出過敏與免疫概念的名醫。稍後的另一位波斯名醫兼哲學家阿比善那，也記述咖啡能增強體力、清潔肌膚、利尿除臭，還詳載調配法與臨床經驗談。

這些是關於咖啡的最早文字記載，值得一書。不過他倆稱咖啡為「幫瓊」（bunchum），該詞大概系出衣索比亞，當地人管咖啡果子叫「幫」（bunn）。英文的bun則是指小麵包、盤在頭頂或後腦杓的髮髻，或甚至是包子，反正就是那麼一團圓呼呼的玩意兒，用來指咖啡果子倒也不算太離譜。這當然是扯遠了，我並無意、更沒本事幫英文認祖歸宗，找出語源。

繼拉傑斯與阿比善那之後，伊斯蘭世界裡有些醫生老爺乾脆把咖啡納入處方用藥，不樂見咖啡成為隨處可得的普及飲品，以免影響自身專業權威，減損進帳機會。十六世紀初，有對兄弟檔醫生慫恿聖城麥加的總督大人凱·貝格查禁咖啡，並捏造出「咖

啡夏燥熱、冬性寒，會破壞人體平衡，不宜飲用」的鬼話，還安排證人提供不利於咖啡的證詞，好讓咖啡成為醫生老爺的禁臠，尋常百姓不得販售。另一個說法是，年輕氣盛的凱‧貝格聽聞諷刺他的言論乃發自於咖啡館裡的閒談，不知道反躬自省，反倒牽怒於咖啡，以為予以查禁便可杜悠悠之口，於是頒佈嚴刑峻罰，初犯處以杖刑，再犯則塞入皮袋裡，縫上袋口，丟入博斯普魯斯海峽中活活淹死，同時教唆醫師做出不利於咖啡的專業證詞。不管誰是查禁咖啡的始作俑者，反正後來凱‧貝格被撤換，兩醫生兄弟遭處腰斬酷刑，其悲慘下場雖與查禁咖啡無直接關聯，倒也算是天理昭彰，報應不爽，因為他們純為一己之私，不惜剝奪千萬百姓享受佳飲的權益。

伊斯蘭世界對於咖啡與健康之間的關係，固然有著一本糊塗帳，西方人初逢乍遇咖啡時，更是心懷忐忑，畢竟這黑不溜秋的玩意兒賣相著實不佳，雖是奇香撲鼻，但飲來苦中有甜，酸裡帶澀，難保無毒。有神職人員將咖啡斥為污染心靈、有害健康的「惡魔之飲」、「撒旦的邪惡發明」，至少飲用咖啡是「政治不正確」，因為紅酒象徵耶穌基督為救贖世人所流下的鮮血，伊斯

蘭教卻禁止飲酒，而代之以咖啡。據說天主教宗克萊門八世在一六〇〇年品嚐過咖啡後，讚嘆不已，不想讓異教徒獨擅美味，於是親為咖啡施加洗禮，以便其門徒教眾也能享用之，咖啡才得以堂而皇之地流傳進基督教世界。

即使有教宗加持，但晚至十八世紀，仍有不少西方人相信咖啡有毒。瑞典國王古斯塔夫三世曾用死囚做實驗，每天讓他飲用咖啡，還指派醫生監看，結果古斯塔夫三世和那位醫生都已魂歸離恨天時，該死囚卻還健在於人世。這故事還有另外一個版本，在此版本裡，古斯塔夫三世充分發揮科學精神，將一對死囚雙胞胎兄弟改判為終身監禁，並讓其中一位暢飲咖啡，另一位大喝其茶，喝茶的得享高壽（以當時的標準），活到八十三歲，喝咖啡的竟然活得更久，只是資料沒說這位老兄到底壽高幾何，好歹比他兄弟多活了幾年。這些傳聞的真假須留給考據成癖的人去推敲琢磨，但至少說明了西方人可沒那麼容易接受這個異教徒飲品。

吊詭的是，十七世紀中葉「羅塞的店」咖啡屋在倫敦隆重開幕時，竟是以健康為標榜，並用「咖啡的益處」為主題印發傳

單，上頭大剌剌寫著咖啡可以提振精神，對胃或痛風都具有某種效果，而該傳單或許是世界上頭一份咖啡文宣品。一六五七年英國某報刊出一則廣告，表明咖啡「有許多功效，對胃潰瘍有效，能強壯心臟，促進消化，振奮精神，輕鬆心情，治療眼疾、感冒、咳嗽、肺病、頭痛、水腫、痛風、壞血病、腺病，以及其他種種病症。」還提出調和蜂蜜的咖啡藥漿配方。原本索命勾魂的毒物竟搖身一變，自此成為延年益壽的良方。

反咖啡人士自然不會善罷干休，總會發動凌厲兇猛的反撲。一六七九年法國馬賽的內科醫師提出一篇論文，直斥咖啡是「低賤無用的外來東西，被羊和駱駝發現的果子會燒光血液……引發癱瘓、性無能和消瘦……對馬賽大多數居民有害。」馬賽醫生之所以發佈如此激烈言論，大概是受到當地酒商與本身成見影響。無獨有偶，在倫敦咖啡館暴增至將近三千家後（當時該市人口只不過區區六十萬），酒館業者大為眼紅，於是極盡醜化咖啡之能事，還於一六七四年慫恿婦女團體發表〈婦女反對咖啡請願書〉，誣衊咖啡造成男子性無能。流連於咖啡館的男士們則大肆吹噓咖啡的壯陽奇效，以做為反駁，還引用索羅門王的箴言，說

明自己實已恪盡床第義務，問題在於「子宮一如墳墓，都貪得無厭」。其實老公倘若願意帶老婆上咖啡館，女士們不至於受到酒商利用，引發兩性的咖啡論戰。

一七七七年，普魯士腓特烈大帝眼見白花花的銀子不斷外流，以換取黑黝黝的咖啡上桌，一方面想要撙節外匯，同時也為了重振啤酒此一國飲，更可能是害怕棄酒改飲咖啡而得以保持神智清楚的知識分子造反，竟然唆使御醫編造出「喝咖啡導致不孕」的流言，還將咖啡豆烘焙業收歸國營，禁止民間私自烘豆，此舉終究無效，倒是促使民間發展出咖啡替代品來。

面對這一連串無情打壓，不少藝文界人士與知識分子挺身而出，跟權威當局大唱反調。嗜飲咖啡的樂壇大哥大巴哈先生，便創作一齣妙趣橫生的《咖啡清唱劇》，還親自披掛上陣，在萊比錫的齊瑪曼咖啡館裡登堂指揮。法國大哲學家兼文學泰斗伏爾泰，自稱日飲四十杯咖啡，以便時時保持清醒，好思考如何與暴君及愚蠢奮戰到底。當他年過八十，有好事者告誡他說咖啡是慢性毒藥，喝咖啡等同於慢性自殺，他笑答：「你說得沒錯，我

想咖啡之毒一定是慢性的，不然我怎麼會連喝幾十年都還沒死呢！」

更加石破天驚的是，知識分子得咖啡之助，如虎添翼，膽氣十足，思潮澎湃，行動果敢，奮力推展起啟蒙運動與政治革命。伏爾泰、狄德羅和達朗貝爾諸君，在巴黎普蔻咖啡館裡激發出啟迪民智的《百科全書》。富蘭克林、傑佛遜等美國開國元老，常於普蔻裡汲取開明觀念，美國憲法的最終版本也是在此修訂完成的。法國大革命爆發前夕，馬拉、丹頓、羅伯斯比眾豪傑，每在普蔻商議大計，而革命志士們出發攻擊巴士底獄前，還先在佛伊咖啡館喝了幾杯咖啡才上路，以壯聲色，利於慷慨陳詞。嗜喝咖啡的拿破崙，曾把軍帽抵押在普蔻，後來成為鎮店之寶。大文豪雨果常來普蔻，相信他悲天憫人之作——《悲慘世界》，部分是在這裡寫成的。俄國共產黨領袖托洛斯基旅居維也納期間，常泡中央咖啡館。當奧地利外交部長受警告說歐洲戰爭可能會引發俄國革命時，他輕蔑地回說：「引發革命的會是誰？難不成是中央咖啡館裡的托洛斯基先生？」不久之後，俄國爆發十月革命，領導者正是托洛斯基先生，以及同為中央咖啡館常客的列寧同志。

　　一七七三年的波士頓茶葉事件導致美國的獨立戰爭，有人認為這股風潮也造成美國人嗜喝咖啡，不像他們的英國老表那樣子地品飲清茶，然而攻擊咖啡最兇狠惡毒的正也是美國人。出生於伊利諾州的查爾斯‧波斯特，從咖啡裡頭嗅到無窮商機，卻反其道而行，在一八九五年推出用穀物製成的咖啡代用品，並對咖啡發動猛烈的文宣攻擊，大刊廣告宣稱咖啡是有害身體的毒物，戒除咖啡並改喝他的替代品便能重拾健康。咖啡業者從沒遭遇過如此奇襲，不但回應得疲軟無力，簡直是招認咖啡有毒，甚至突發奇想，想召募波斯特來幫咖啡打廣告。整件事以波斯特舉槍自殺身亡收場，但已對咖啡造成重傷害。

　　一般人把咖啡視為咖啡因加水，並不明白咖啡其實含有眾多成分，其中一些對身體大有好處。在一九八〇年代及之前，不利於咖啡的實證研究紛紛出爐，似乎證實了先前來自於各方的指控。咖啡頓時與骨質疏鬆、幾種癌症、心血管疾病、不孕、流產、死胎、青光眼等等脫不了關係，更別提失眠、焦慮了。

　　然而到了一九九〇年代以至於今，為咖啡平反的實證研究接二連三地發表。其中一些研究指出，咖啡縱使對健康有負面影

響，卻也是相當微弱，而且罪魁禍首往往是菸、酒、反式脂肪、壓力、不當的作息、化學藥劑等等，咖啡只不過是代罪羔羊罷了。另一些研究則發現，喝咖啡或可降低罹患數種疾病的風險，包括多種癌症、失智症、帕金森氏症、第二型糖尿病、肝硬化、膽結石，還有令人有些錯愕的心血管疾病。咖啡也屢被證實含有大量的抗氧化物質，並已成為一般美國人飲食中最重要的抗氧化物質來源。

其實咖啡究竟是毒是藥，只不過反映出人的立場相異、觀念有別罷了。至於其對於健康的影響，就容我慢慢道來吧！正所謂：

一口熱咖啡，千古辛酸淚，都說飲者痴，誰解其中味？

第二章

無聲殺手——骨質疏鬆

　　二〇〇九年十一月二十五日，衛生署公佈了國人骨質疏鬆調查結果，指出五十歲以上女性超過四成患有骨質疏鬆症，盛行率高出日本及香港，男性則有二成。衛生署並建議，女性每天不宜喝超過二到三杯的咖啡，並應多補充鈣質。那麼問題來了：骨質疏鬆症的危害究竟是什麼？喝咖啡真會造成骨質流失嗎？如果是，那麼我們要如何兼顧口腹之慾以及健康需求呢？

　　俗語說：「牙痛不是病，痛起來真要命。」這句話若套用到骨質疏鬆症上，或許還更貼切些，因為迄今尚未聽說過有誰因牙痛而活活痛到死的，不過骨質疏鬆所導致的嚴重骨折病患當中，

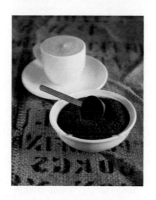

五分之一會在一年內死亡，存活者多半不良於行，甚至癱瘓在床，餘生須賴他人照護，造成自己與親人極大的痛苦，以及龐大的社會成本和醫療支出。此外，疼痛雖折磨人，卻是個可以活命救人的警示，骨質疏鬆則是個無聲無息的殺手，可要比電影《香水》裡的變態殺人取脂狂魔來得恐怖許多，因為它會讓人求生不得，求死不能，又曾危害、正危害、將危害數以億計的人口。

骨質疏鬆症是一種骨質減少的症候群，也就是骨質流失速率大過骨質再生速率所形成的無明顯症狀的疾病，其危害主要來自於骨折，不過有些人會感覺到腰痠背痛，還有些人會變矮，甚至駝背。總括來看，骨質疏鬆症可說是骨頭的老化現象，好發於停經後的婦女，不過男性與年輕人也可能罹患此症。

目前骨質疏鬆症各種正統療法的副作用不小，例如普遍使用的雙磷酸鹽類藥物可能造成腸胃不適，肌肉、關節及下腹疼痛，顎骨壞死，心律不整，或者是會要人命的心房纖維顫動——雖然出現的機率甚低，卻當真發生過；不當的鈣質補充也許會形成草酸鈣而影響鈣吸收，甚至演變成腎結石，而且有研究發現，鈣質

攝取量愈高的國家，骨質疏鬆的情形愈嚴重；維生素D不當攝取會造成血鈣過高和尿鈣偏高，進而破壞骨細胞；荷爾蒙取代療法則可能提高罹患乳癌的風險，而且只適用於停經後的婦女。所以上上之策還是著重於預防，至少延緩其惡化，並且在三十來歲或者更早，就該提高警覺了。

骨質疏鬆雖是難治之症，但若不明就裡便因噎廢食，從此不喝咖啡，也算不智之舉。一代梟雄拿破崙的臨終遺願，竟是再啜飲一口聖海倫娜島的咖啡，咖啡誘惑之大，一至於斯。王爾德說：「免除誘惑的唯一方法即是臣服於它。」我們又何必沒來由地搞得自己風聲鶴唳，草木皆兵，拼老命來抵禦美食的誘惑呢？

其實造成骨質疏鬆的因素甚多，台北市立聯合醫院中興院區骨科主治醫師蕭逸民便表示，台灣人罹患骨質疏鬆症的最主要原因還是太少運動、不喜歡曬太陽、鈣質吸收不足所致，並非攝取咖啡因所引起的。不過蕭醫師的說法並未排除咖啡因與骨質疏鬆之間的關聯性。即使目前絕大多數的台灣人是死於意外、心血管疾病、肝病、癌症，這並不表示狂牛症不會致命，或者將來不會成為殘害國人健康的主要因素之一。同樣地，即

使引發骨質疏鬆的成因甚多，我們還是要問：咖啡因的攝取是否會造成骨質流失？

一九八二年刊登於《實驗臨床醫學學刊》的一個研究報告指出，攝取咖啡因會增加尿中鈣質的排泄，以及促進小腸中鈣質的分泌，且其作用是和咖啡因的攝取量成正比，然而喝咖啡是否真會造成骨質疏鬆症，則尚無定論，畢竟實驗所用的咖啡因含量高得不切實際，觀察的時間又太短，很難據以推論喝咖啡習慣與骨質疏鬆症之間的關係。

伊莉莎白‧巴瑞特康納醫師等人於一九九四年發表在《美國醫學會刊》的論文結論是：「經年累月每天攝取等於兩杯之量的含咖啡因的咖啡，與骨質密度降低的相關性，顯現於沒有每天喝奶的年長婦女身上。」該文指出，有喝咖啡習慣的婦女，要是在成年期每天至少喝杯奶，其骨質密度與非咖啡飲者並沒有什麼差異，而這又回到「攝取太少的鈣質，而非太多的咖啡因是造成骨質疏鬆症的主要因素」此一命題。有學者專家懷疑，咖啡與骨質疏鬆的關聯性，可能主要來自於替代效果，亦即多喝咖啡，自然就少喝可補充鈣質的飲料。

另有學者專家認為，咖啡的確會造成骨質流失，但其程度受到過度誇張。例如一九九五年三月號的《骨質疏鬆國際期刊》，刊出美國克雷頓大學巴葛臘克斯與希尼教授的研究成果。他們以190位34.8至69.3歲的婦女為研究對象，所得到的數據為，每喝一杯6盎司（約170毫升）咖啡，可能平均會多耗損掉4.6毫克的鈣質。以這個量來看，一、兩湯匙牛奶所能提供的鈣質，就足以抵消一杯含咖啡因咖啡所帶來的負面效果了。希尼教授更在二〇〇二年的《食品與化學毒物學》直接了當地說：「在有遵照目前所建議的每日鈣質攝取量的人身上，看不出任何跡象顯示咖啡因對於骨頭狀況或鈣質吸收利用具有傷害作用。」還有學者專家表示，咖啡因對於骨質密度的影響，遠遠不及菸酒與動物性蛋白。

　　這些研究大概會讓嗜飲咖啡者大大鬆了口氣，不過且別急著舉起咖啡杯來慶賀。正如牛奶一樣，咖啡因對於骨質密度的影響迄今仍無確切定論。（順帶一提，我通常建議飲用植物奶，而非牛奶。）較安全牢靠的觀念應是：咖啡因並非造成骨質流失的主要因素，但是一般人仍應適量飲用咖啡，代謝咖啡因較慢的孕

婦、骨質疏鬆症高危險群（尤其是停經後的婦女），都應更加節制。即使是完全潔淨的清水，過度飲用也可能危及健康，甚至致命，何況是其他飲料。目前衛生署建議的每日咖啡因攝取量上限為300毫克，並已要求各商家進行咖啡因含量標示。在此規範下享用咖啡，料應無礙，不過已是骨質疏鬆症的患者應多加節制，淺嚐即止，更須正本清源，找出造成自己骨質大量流失的首惡元兇，並且對症施治，方是正途。

第三章

航向黑暗——失智症

有個同事跟我都懷疑自己罹患了阿茲海默氏症,因為上司交辦事項時常記不住,或者辦完了卻老是忘記回報,但我們從未錯過聚餐之類的活動,我的智慧型手機裡的行事曆功能,更是壓根兒沒用過,倒也不曾因此耽誤了什麼會議行程。

阿茲海默氏症是如此地具有戲劇性(或該說可怕),以至於以之做為主題的電影至少已有三部,那分別是英國的《長路將盡》、日本的《明日的記憶》,還有韓國的《腦海中的橡皮擦》。這三部影片都在詮釋愛情與婚姻如何承受這個殘酷惡疾的無情試煉,有趣的是,三片的男主角(其一是患者,另二則是患

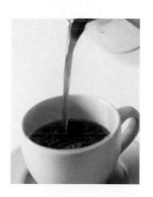

者的配偶）都曾在片中打翻醋罈子，而三個患者的配偶全都秉持好萊塢精神，對患者始終不離不棄，甚至情愛彌篤。然而，在現實世界裡，有個阿茲海默氏症患者的妻子曾形容說：「感覺上，就像身上繫著一條鎖鍊，跟一具屍體栓在一起似的」，更糟的是，「這具屍體一天到晚都在抱怨」。

三片之中，要以《腦海中的橡皮擦》的演員外型最亮麗，《明日的記憶》對於病程的刻劃最詳細，而以《長路將盡》最為雋永，畢竟該片乃是改編自牛津大學教授約翰·貝禮的寫實之作《輓歌——寫給我的妻子艾瑞絲》，而描述的是受冊封為「大英帝國夫人」的英國國寶級女作家兼哲學家的艾瑞絲·梅鐸。

評論家南方朔指出，《輓歌》在一九九八年底出版時，在英國曾造成騷動，許多因傷感而悲憤的讀者無法接受他們的偶像罹患老年痴呆症的事實，更不能容忍她的丈夫將此一事實寫出來，他們認為對艾瑞絲而言，這是一種殘忍。該書出版後的次年二月，艾瑞絲辭世，享壽八十。電影在二〇〇二年問世，選角頗有商榷餘地，特別是詮釋該位「英國最聰明女人」的，竟然是「英

國胸形最美麗的女星」──我指的當然不是茱蒂‧丹契這位女皇陛下兼情報頭子（這名老牌演員演過伊莉莎白女王以及○○七情報員的頂頭上司），而是宣稱已甚厭煩在銀幕上寬衣解帶的凱特‧溫絲蕾。該片是由這兩位演員分飾青年與老年時期的梅鐸女士。我那個自以為罹患阿茲海默氏症的同事的英文名正是艾瑞絲，她的分機號碼為七一五，而梅鐸女士的生日恰恰是一九一九年七月十五日，不過我沒跟那位同事提起這些巧合，反正女性罹患阿茲海默氏症的機率本就高於男性。

　　所有退化性失智症患者當中有六成以上乃是罹患阿茲海默氏症，一旦發病，其心智將經歷一場「班傑明的奇幻旅程」，其外貌卻不會跟著返老還童（否則有些人可能會覺得損失些智商而能換取年輕樣貌還挺划算的）。初期主要症狀為短期記憶力明顯變差，接著是語無倫次，老是重複同樣的字句，對於空間與時間的認知能力也會逐漸減弱，還難以進行抽象思考，個性舉止變得怪異彆扭，一方面心虛膽怯，另一方面暴躁易怒，到最後，記憶、認知、判斷與行動能力都完全喪失，生活起居悉賴他人照料。套句梅鐸女士在病發初期的形容詞，那是個「航向黑暗」的旅程，

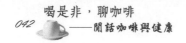

就彷彿搭上了鐵達尼號，註定撞上靜默肅然的冰山，沉沒進黑暗
冰冷的深海裡。

到目前為止，阿茲海默氏症仍是不治之症，甚至連病因都還
沒人弄得明白。大致上科學家認為那主要源自於一種類澱粉蛋白
的沈積所引發的腦神經細胞退化、損傷或凋亡，而跟氧化壓力有
關。也有專家懷疑病因是粒線體的突變，但尚乏確切證據。另
外，科學家發現阿茲海默氏症患者腦部乙醯膽鹼的量會下降，而
乙醯膽鹼是神經細胞之間藉以傳遞訊息的化學物質，跟記憶、認
知與學習能力大有關係，乙醯膽鹼酯解酶則會破壞乙醯膽鹼，現
今的治療方法之一，即是朝向抑制乙醯膽鹼酯解酶的活性，但成
效仍有待驗證。

另一種治療途徑並非尋求治癒，而在於延緩病程的惡化或減
輕症狀，方法包括給予患者抗氧化劑、補充女性賀爾蒙（限於罹
患乳癌風險較低的女性病患），目前的主流療法則是給予抗發炎
藥物。

關於阿茲海默氏症的研究著實不少，有些發現甚為奇特，像
是手機電磁波竟能減少患有阿茲海默氏症老鼠腦部類澱粉蛋白沉

澱物、抽菸者較少罹患阿茲海默氏症（這點也有專家持完全相反的看法）、阿茲海默氏症和第二型糖尿病似有關聯（有人因此提出陰謀論並大肆撻伐西方大藥廠，宣稱阿茲海默氏症是現代西藥所引起的）、高膽固醇會提升罹患阿茲海默氏症的風險等等。

其他幾個發現倒是比較討喜，至少對於一部分人來說是如此。美國南佛羅里達大學的阿茲海默氏症研究中心發現，給予上了年紀而且已有阿茲海默氏症狀的老鼠咖啡因，可以逆轉其記憶損失現象，且其腦部和血液中類澱粉蛋白的含量比控制組少了幾近百分之五十。該研究報告作者之一的蓋瑞·艾倫戴許博士興奮地表示：「咖啡因或許是對於確定的阿茲海默氏症的可行『療法』，而非僅可用於預防。」他又說：「這點很重要，因為咖啡因對於大多數人來說是個安全的藥物，很容易進入腦部，而且似乎直接影響到病程。」該中心先前的研究即已發現，帶有阿茲海默氏症基因的老鼠一旦成年便開始攝取咖啡因，老了以後比較不會發病。艾倫戴許博士與其同僚推測，咖啡因修復記憶的作用機制，似乎在於能夠減少生成類澱粉蛋白

所需的兩種酵素。另一個原因大概是咖啡因可以抗發炎,而發炎會導致過多的類澱粉蛋白生成。

艾倫戴許博士等人的研究成果分為兩篇論文,同時發表在二〇〇九年七月份的《阿茲海默氏症期刊》,還博得主流媒體報導,這事大概會讓咖啡愛好者感到振奮,至少多了個喝咖啡的好理由。不過凡事總有美中不足之處。那些實驗鼠每天攝取的咖啡因量可不低,若以人類標準來衡量,約莫等於500毫克,顯然是大大超過衛生署的建議值了。此外,咖啡因雖能讓病鼠回復記憶力,但充其量只能到正常標準,正常鼠的獲益則不明顯,這也就是說,喝咖啡不能讓正常人變聰明。再者,該研究只歷時兩個月,針對幾十隻活在實驗室裡的老鼠,其結果若要套用到人類身上,恐怕還有一大段路要走,一大堆實驗要做。

其實跨國、長期、大規模的人體調查研究早就在幾個國家進行了,例如芬蘭和瑞典以超過二十年的時間,共同追蹤了一千四百多位民眾飲用咖啡的習慣與罹患失智症的情況。該項調查發現,相較於少量咖啡飲者(每天喝兩杯或以下),中度咖啡飲者(每天喝三至五杯)降低了百分之六十五至七十罹患失智症

的風險，以及減少百分之六十二至六十四得到阿茲海默氏症的可能。重度咖啡飲者（每天喝超過五杯）預防失智的成效反倒沒這麼顯著，或許是因為他們多半也是老菸槍，飲食失當，有著不太健康的生活型態。

法國一個追蹤七千多位六十五歲以上女性達四年之久的研究也顯示，飲用咖啡可減緩思考與記憶力的退化，每天喝三杯以上者，比只喝一杯以下者的效果顯著，年齡愈大，此趨勢愈明顯，例如每天喝四杯或更多咖啡的八十歲以上女性，記憶力衰退速度可減緩百分之七十。然而，主持該研究的專家並不建議每個人都喝大量咖啡，畢竟有些人會感到不適。該研究還指出，咖啡延緩記憶力退化的效果對男性並不如對女性來得顯著，不過奧地利科學家以十五位男性進行交叉實驗，卻發現咖啡能增強他們的短期記憶力——對於男人來說，或許這樣子就足夠了，記得那麼多陳年往事能幹啥，您說是吧！

二○一○年七月份在夏威夷召開的「老年失智症國際大會」當中，各國學者專家紛紛祭出壓箱寶，展示自己團隊的精心研究成果。其中一項指出，每週至少喝五次咖啡的六十五歲以上老年

人，相較於不喝咖啡的同年齡層，其記憶力衰退的情形減少百分之二十。其他諸如喝茶、吃胡桃類的堅果、適當而固定的運動、曬太陽等都有幫助，而缺乏維生素D之老年人，罹患失智症的風險更會驟增將近五倍。雖說如此，而且人體中的維生素D主要來自皮膚曬到日光後產生，但是做日光浴還是要適可而止，並選擇適當的時間，例如早晨與傍晚，以降低受到危害的可能性。

　　不管喝咖啡是否真能預防或甚至治療阿茲海默氏症，一旦罹患了，我們不能僅是坐等「航向黑暗」，或怨天尤人，親近藏傳佛教的約翰・貝禮夫妻的心態堪受我們仿效。約翰認為：「身為配偶，你必須設法確定，你的妻子或丈夫的個人特質不會喪失在阿茲海默氏症的共同症狀中。」在他眼裡，罹病後的艾瑞絲很多方面依舊保持原本的自我，仍是以前那個親切、和善的女人。至於患者本身的心態調適，則可套用艾瑞絲・梅鐸的話：「我們需要信仰神聖的事，但不是上帝，而是或許可以稱為『愛』或『善』的事物。」當然，也不妨來杯咖啡吧，正所謂：

　　且樂生前一咖啡，何須身後千載名。

第四章

糖尿病

　　中國歷代君王之中，有奇特癖好的著實不少，例如稱霸於春秋末期的越王勾踐，就可能患有異食癖兼自虐狂，「臥薪嘗膽」的典故正是出自於這位吾王陛下。即使他如此自虐行徑是為了生聚教訓，以洒雪先前淪為階下囚的奇恥大辱，不過他自告奮勇品嘗吳王夫差的新鮮糞便，還能根據滋味口感推敲出夫差的身體狀況，並鐵口直斷痊癒日期，那就有些令人匪夷所思了。要是夫差從此建立起定期健康檢查的良好習慣，那麼勾踐嘗糞之舉恐怕不是偶一為之而已，或許他還樂在其中哩，這也補充解釋了他獲釋返回越國後，每天口含苦膽的怪異勾當。

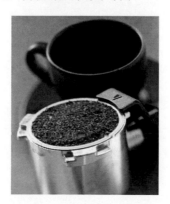

嚐糞嚐出名堂來的，還不只勾踐大王而已，在二十四孝故事裡也有這麼一位仁兄，但是他的官階可要比爭雄天下、大會諸侯的越王勾踐低得多，只不過是南北朝時代的區區一縣之令——南齊高士庾黔婁先生。據說這位小庾先生才走馬上任沒幾天，便放著縣老爺不當，兼程趕道回家去吃老爸大便，入口覺得口味偏甜，知道父親不久人世，於是乞求上天，希望捨棄自身性命，以延父壽，卻未能如願。

小庾先生這麼一嚐，不但讓自己側身於二十四孝之列而名揚千古，還透露出老庾先生可能患有極嚴重的第二型（或稱成年型）糖尿病。不管如何，從古至今糖尿病都是個危害人體健康的惡疾，蔣經國總統晚年即飽受此症折磨，視力固然劇減，還不良於行，有些患者甚至落到截肢的下場。

糖尿病患除了身遭病魔荼毒之外，飲食尚須嚴加控制，人生不免因此缺了許多樂趣，乏了不少滋味，所幸有項美食非但不用捨棄，多食還可能有助於調控血糖哩！那神妙之物不是別的，正是咖啡。

話說全世界人均咖啡飲用量最高的國家是北歐的芬蘭，該國平均每人每年消耗掉超過十一公斤的咖啡，約莫等同於每個芬蘭人每天喝上五至六杯咖啡。有項對芬蘭一萬四千多位三十五歲以上民眾追蹤十數年的調查結果顯示，日飲三、四杯咖啡，能減少將近三成罹患糖尿病的風險，而且喝得愈多，風險降得愈低。該項研究刊登於《美國醫學會刊》上頭。

　　國際間類似研究還有不少，例如美國哈佛大學公衛學院針對十二萬五千人的調查也得到類似結果：男性每天喝六杯咖啡達十二至十八年，得到糖尿病的風險減半，女性之該風險則減少三成。荷蘭學者也發現每天喝五至七杯咖啡的人，得到糖尿病的機率比喝二杯或以下者少了一半，而該結果已排除抽菸、喝酒或體重等相關因素。

　　最完整的研究之一，是由澳洲雪梨大學的學者專家所做的。他們並未執行新的試驗，而是回顧各國的相關研究，這些研究共有十八個，涉及四十五萬餘名受訪者，規模不可謂不大，其結果於二〇〇九年十二月間發佈，結結實實地顯示出，喝咖啡可以大幅降低成年人罹患糖尿病的機率。

　　然而，咖啡如果當真具有調控血糖效果的話，可能無法歸功於咖啡因，因為相較於一般咖啡，低因咖啡降低罹患糖尿病風險的效果，乃有過之而無不及。美國明尼蘇達大學的研究人員發現，每天飲用六杯一般咖啡的婦女，比每天飲用少於該數或壓根兒不喝咖啡的婦女，罹患第二型糖尿病的機率少了百分之二十二，而常喝低因咖啡的人，該機率降得更多，達百分之三十三。

　　從現有研究結果看來，不管是低因、高因，咖啡能夠有效預防糖尿病似乎已是鐵證如山。不過且慢下此斷論，畢竟上述研究純屬流行病學調查，並未找到咖啡調控血糖的作用機制。我們不禁要問，其中玄機是否僅僅在於替代效果，亦即喝愈多咖啡的人，自然而然會喝較少量可能導致高血糖的飲料；此外，喝低因咖啡的人，通常較具備健康意識，也比較會採取養生行動。因此，也許是受訪者的行為本身而非咖啡，才是決定罹患糖尿病風險高低的關鍵因素。所以，確立咖啡調控血糖的作用機制乃相當重要，否則任何研究結果皆非定論。

關於多喝咖啡何以能降低罹患糖尿病風險，學者專家們倒也沒略而不述，已經提出幾個推測：

　　咖啡中的綠原酸可能會抑制體內肝糖轉化為葡萄糖。

　　咖啡含有鎂離子，而該元素能使細胞對於葡萄糖的敏感度增加，葡萄糖得以加速轉化為肝糖儲存。

　　咖啡中的某些物質會促進胰島素分泌，降低血液中葡萄糖的濃度。

　　胰島素的活性會受到自由基的影響而減弱，但咖啡中所含的酚類化合物或抗氧化物質可清除自由基，恢復胰島素的正常活性。

　　不過以上推測仍需嚴謹的生化試驗來證實，可喜的是，一些試驗已經得到初步結果。英國蘇里大學的研究人員發現，綠原酸對於葡萄糖傳輸似乎具有拮抗作用，而酚類或能降低腸中葡萄糖的吸收率，並使吸收葡萄糖的部位轉移至腸子較末端處。因為咖啡研究而屢受採訪的美國范德比爾特大學的彼得・馬丁博士則表示：「我們發現咖啡中有些化合物，將這些化合物注入老鼠體內，可以增強其肝臟代謝糖分的能力，這非常類似抗糖尿病的藥物。」

　　不過也有研究顯示，一些人剛喝下咖啡，血糖值竟然會提升，這跟上述發現似乎大相逕庭。學者專家們的解釋是，咖啡因提升血糖值的效果屬於急性，也就是說會迅速反應出來，但若經年累月地喝，咖啡飲者可能會對咖啡因產生耐受性，而使其提升血糖值的作用減輕，咖啡中的抗氧化物質調控血糖的效果便得以彰顯。然而，人體對咖啡因影響葡萄糖代謝的耐受性要多久才會產生呢？從動物實驗來看，恐怕得等上二十八週，另外，人體縱使已對咖啡因影響葡萄糖代謝產生耐受性，但只要連續四十八小時不碰咖啡因，該耐受性即可能反轉過來，這其實並不打緊。武俠小說裡，匪酋大盜被押赴刑場途中，總會對圍觀群眾大喊：「今日受戮，二十年後又是一條好漢。」您也可在咖啡館裡對著其他顧客大喊：「今天開始喝，二十來週後又有耐受性。」只不過應該沒有人會鼓掌叫好，只會拿您當精神異常者看待。

　　小說只是閒話，暫且按下不表，再說那學者專家們傾向於把事情搞得異常複雜，這倒無可厚非，倘若每件事都是老嫗能解，學者專家們還有得混嗎？關於咖啡因與血糖之間的關係，也是如此，其中著實大有玄機。根據研究，咖啡因會減少骨骼肌對於葡

萄糖的吸收，例如大腿肌的葡萄糖吸收率可降低達百分之五十，但同時也能讓肝臟增加吸收葡萄糖，其淨效果通常是減少，而使血糖值增加。此外，人體內的一種化學成分腺苷，能夠促進脂肪細胞吸收葡萄糖，但由於咖啡因會抑制腺苷與腺苷受體的結合，所以這個抑制作用，可能是咖啡因降低胰島素敏感度而造成血糖上升的機制之一。不過也有一些研究發現，要是喝咖啡時沒有食用碳水化合物，血糖值上升得並不顯著。

看起來，縱使有許多研究顯示喝咖啡能降低罹患第二型糖尿病的風險，但是糖尿病患或具高風險者要靠喝咖啡來調降血糖的夢想大概要破滅了，而且肯定沒有任何學者專家會建議藉著牛飲咖啡來預防糖尿病。老話一句：有病還是要就醫，上咖啡館絕對算不上是什麼醫療行為，健保局是不會給付此一項目的。反正適量飲用總是上上之策，而且享用咖啡時儘量少加糖和奶精，此外，糖尿病跟代謝失調有關，減輕壓力、充分休息、適度運動都會有所助益。

第五章

坐困鐘型瓶——憂鬱症

　　電影《不能沒有你》一開場，一位走投無路、萬念俱灰的父親懷抱著幼女，攀在台北車站附近一座天橋外側，意圖跳橋自殺，口裡直喊：「社會不公平！」身旁員警藉口要給小女孩水喝，以伺機接近，但遭厲聲斥退。我想這時如果警察先生奉上一杯熱氣蒸騰、香味四溢的咖啡，而那位父親願意喝下甚至續杯的話，那麼大家可以稍稍鬆口氣，因為根據哈佛大學醫學院的一項調查結果，喝二至三杯咖啡可減少自殺機率達三分之二。先前大陸某工廠接二連三發生員工跳樓自殺事件，我打算利用哈佛大學

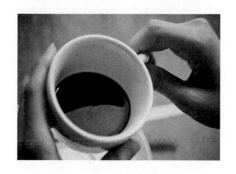

的上項研究發現，建議原本對年輕人開咖啡廳很有意見的大老闆，在其廠區內廣設咖啡廳，以減少員工自殺率。

　　這樣子說當然是過度引申統計數據了，更何況栽種咖啡的農夫與咖啡廳老闆不乏走上絕路者。不過話說回來，意圖自殺者若在生死交關的當下，還有品飲咖啡的閒情雅興，回心轉意的可能性應該不低吧！就算他們喝完咖啡後，還是一咬牙、一閉眼、一橫心、一跺腳，把絕路走到底，至少得以在死前留下一段美好回憶（前提是喝到的是香醇可口的咖啡），遠勝過纏綿病榻、哀求再嚐一口咖啡而不可得的拿破崙。

　　說到自殺，我不免想起投資報酬率最低、自戕率最高的職業──作家（如果寫作算得上是個職業的話），英文版維基百科甚至建有「自殺作家」（Writers who committed suicide）專條，洋洋灑灑列出兩百個自殺身亡的知名作家，著實令人怵目驚心，而不那麼有名的，恐就「族繁不及備載」了。更令人唏噓感嘆的是，即使這個職業如此艱難，具有相當高的折損率，充其量只能算是副業，很難做為正職──據說全台灣單靠寫作維生的，不超過二十個人。

在古今中外眾多自殺作家當中，有一位稱得上是憂鬱症的代表人物，那便是美國自白派女詩人希薇亞‧普拉絲，她的類自傳長篇小說《瓶中美人》，記述自己大學畢業後頭一次的自殺經驗，並傳神地刻劃出憂鬱症患者的心理狀況──困在鐘型瓶中飽受酸腐之氣煎熬。在那之前，無人能夠描繪得如此生動，而憂鬱症也一直備受誤解，迄今仍有不少人認為那主要是患者自己「想不開」、「自尋煩惱」，並非真是一種折磨身心的殘酷惡疾。希薇亞與其詩人丈夫泰德‧休斯的恩怨情仇被拍成電影，中文片名正是「瓶中美人」，內容卻跟希薇亞所著的同名小說無直接關係。更為驚人的一件事是，希薇亞的自殺似乎具有傳染力，可能跟她有過曖昧情愫的另一位自白派女詩人安妮‧塞克斯頓，以及泰德的美艷詩人情婦艾希亞‧古特曼，相繼步希薇亞後塵而走上絕路，三人的死法都是吸煤氣或汽車廢氣。

前述哈佛大學醫學院關於喝咖啡與自殺率的研究，乃是以十年的時間追蹤了八萬六千六百二十六位女護士（不知道這些具有醫學專業的女士多半選擇何種死法），其結果於一九九六年發表在《內科醫學誌》，另一項對於北加州十二萬個民眾的調查，也

得到類似關聯性。有了這些研究發現，於是有人提議咖啡或許能夠做為溫和的抗憂鬱劑，但是大多數的學者專家仍一如往常，對此建議抱持著保留態度，連執行哈佛大學醫學院該項研究的專家亦然，他們甚至表示，有自殺傾向者通常會受醫師告誡，避免攝取咖啡之類的刺激物，如此一來，不喝咖啡的這組便有可能比有喝咖啡那組，包含較多具自殺傾向者。

芬蘭有個追蹤四萬三千多人平均達十四點六年之久的研究發現，喝咖啡與自殺率呈J型關聯，亦即喝少量咖啡者的自殺率雖低於不喝咖啡者，但喝大量咖啡者（日飲八杯或更多），其自殺率卻高出喝少量咖啡者達百分之五十八。不過也有人指出，長期喝大量咖啡的人，通常也是老菸槍，甚至酗酒，也可能承受較高的身心壓力，而這些問題都跟自殺息息相關。

觀察性的統計研究只是勾勒出問題，以及提供參考解答，不足以真正解答問題。所以在控制相關變因並進行嚴謹的生化試驗之前，尚不能做出喝咖啡與自殺之間任何具體結論，咖啡的抗憂鬱效果自然而然無法得到醫學界的普遍認可。接下來又得回到咖啡的成分對人體的作用分析了。

咖啡因是現今全世界最常用的提神物質，而咖啡因既然是以咖啡為名，大家理所當然地會把咖啡對人體的作用歸因於咖啡因。事實上咖啡的成分非常多樣，咖啡因僅占一小部分，大約百分之二上下，而且咖啡因對於精神情緒的影響，可說是一刀兩刃，正反都有。其提神效果就甭提了，這是因為咖啡因被人體吸收後，很容易進入腦部而作用在中樞神經上，並能拮抗腺苷與腺苷受體的結合，以及抑制褪黑激素的分泌，還可刺激腎上腺素分泌；而其改善心情的功效，則可能是透過影響多巴胺、血清素和乙醯膽鹼之類的神經傳導物質來達成。有些人之所以憂鬱，是因為腦中的化學物質失衡或變得遲鈍，而咖啡因可使這些物質活化、反應得更快，因此能夠提振精神、強化注意力與警覺心、增進短期記憶力，並且改善情緒。此外，據說咖啡因會刺激大腦的快樂中樞，與古柯鹼和嗎啡所刺激的部位是相同的，難怪喝咖啡或吃巧克力會讓人飄飄然而具成癮性。

　　但在另一方面，美國堪薩斯州立大學所發表的一篇文章指稱，咖啡提神與改善情緒的作用只是暫時，緊接著便是反效果，唐朝天才詩人王勃所稱的「興盡悲來」，大概就是這個意思。不

過我肯定王大詩人的情緒起伏，跟咖啡一點兒關係也沒有，否則咖啡流傳史大概要改寫了。然而話說回來，唐代有不少阿拉伯人來到中土，搞不好王勃還當真喝過咖啡哩！有些人喝了過量咖啡後會心生焦慮，或是莫名其妙地恐慌，這或許是因為咖啡因會耗損掉維生素B6，而缺乏維生素B6與焦慮、恐慌不無關係。

除了咖啡因外，咖啡還含有許許多多的成分，例如抗氧化物質綠原酸，能夠增加流向腦部的血量，並像咖啡因一樣，可以作用到大腦的快樂中樞，因而使人感到愉悅，甚至幸福洋溢；或許能夠抗癌的葫蘆巴鹼，則具備鎮靜安神的效果，讓人覺得舒緩安適，心情平和；韓國首爾大學的研究人員還發現，光是咖啡豆的香氣，就有助於紓解實驗老鼠的緊張壓力。我以前有個女同事很喜歡聞咖啡豆的氣味，每次看她嗅啊嗅的模樣，我都會聯想起首爾大學的那個研究。

咖啡本就複雜得可以，人類更是奇特到不行，咖啡究竟是紓壓解鬱的妙方，抑或令人惶惶難安的苦水，當真是人言言殊。不同的咖啡品種、種植地點、烘焙法、沖調方式、份量、溫度、飲用速度，效果自然都大異其趣。即便是同一個人喝同一杯咖啡，

時空背景不同，心境不同，體驗也就不同。戰國時代齊威王賜滑稽大師淳于髡酒，問他酒量如何，淳于髡回答：「臣喝一斗亦醉，一石（十斗）亦醉。」喝酒的情境有別，酒量自然天差地遠，喝咖啡也是。總而言之，請飲者自行斟酌吧！

第六章

提神作用

　　咖啡能夠提神，乃眾所周知之事，更是當今世上使用最廣泛的提神飲品，估計全球一年有四千億杯咖啡咕嚕嚕滑入肚腹，有些人甚至表示，一天的開始是從喝下第一杯咖啡起算。不過即使是關於提神此一作用，咖啡這個小惡魔也要展現出矛盾的特性，有時候也會變節跟睡眠之神偷來暗去，讓飲者昏沉欲睡。要了解咖啡的提神（或助眠）效果，得先探討一下我們是怎麼產生睡意的。

　　《西遊記》裡齊天大聖孫悟空每回想要混入敵營幹些好事（例如救唐僧），或不那麼好的事（像是偷蟠桃），除了可以使出神通變成昆蟲或對手的模樣之外，還有個很管用的小法寶——

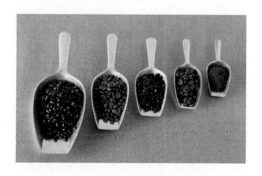

瞌睡蟲。他只消把瞌睡蟲灑在敵營守衛臉上，便能讓對方不由自主地墜入黑甜鄉而呼呼大睡起來。世上若真有瞌睡蟲這玩意兒的話，其成分可能包含腺苷，一種可以控制神經活動的傳導物質。

我們的大腦會生成腺苷來與腺苷受體結合，此結合不是天雷勾動地火的那種，反倒能夠減緩神經細胞的活動而帶來睡意，這包括減緩呼吸·緩和情緒·降低胃酸分泌，減少排尿需求等等，還能使血管擴張，以容納更多的氧氣。在我們一天的活動過程中，腦內腺苷逐漸積累，睡意也就愈來愈濃。不過人類神經細胞的認知能力有點兒問題，會將咖啡因誤認為腺苷而引狼入室，使之與腺苷受體結合。咖啡因入主之後可不會減緩神經細胞的活動，反倒驅策這些認敵為友的可憐蟲更加賣力工作，攝食咖啡因者因此得以保持清醒。

咖啡因鳩占鵲巢的後果除了提神之外，還造成大腦血管收縮，對於偏頭痛之類的血管性頭痛患者來說，這倒是個不錯的作用，因為血管收縮可以減輕頭痛症狀，但須在發作十至三十分鐘前喝咖啡才有預防效果，所以血管性頭痛患者得練就未卜先知的

好本事，能夠預知自己何時將要發作，以便適時來杯咖啡。其實偏頭痛在發作前會有先兆，不過苦主是否來得及弄到咖啡喝，那就另當別論了。

關於腺苷，還有些重點值得一提。腺苷是核苷類的一種，參與體內各種生理活性作用，除了可帶來睡意、使身體得以休息復原外，還在心肌氧氣供需平衡上占有極重要地位，具備抗心律不整及擴張冠狀動脈等作用。此外，美國羅雀斯特大學醫學中心的研究人員意外發現，用於嚴重帕金森氏症患者的深腦刺激術能夠生效，腺苷竟然扮演著一個關鍵角色；更教人吃驚的發現是，單單腺苷而無深腦刺激術，即能抑制實驗老鼠的腦神經元亂發訊號了。

好，現在問題來了：如果咖啡因會阻斷腺苷與腦神經細胞的腺苷受體的結合，而此一結合有助於減輕帕金森氏症患者的症狀，那麼怎麼會有研究發現，喝咖啡有助於大幅降低罹患帕金森氏症的風險呢？這可能是因為咖啡能夠增加流向大腦的血液，具有抗氧化與清除自由基的作用，此外，咖啡中的綠原酸能讓腺苷在大腦中循環得更久，因此或可抵銷掉咖啡因對於腺苷的阻斷作用。但是也有研究發現，去除咖啡因的咖啡並無法

預防帕金森氏症，誠令人費解。我想這大概是因為腦神經細胞還是需要操練，以預防退化，而攝取適量的咖啡因，可刺激腦神經細胞，使之活化。

羅雀斯特大學對於腺苷的發現，在二○○七年十二月發表於《自然醫學》網路版，而上述咖啡預防帕金森的研究結果，則於二○○○年刊登於《美國醫學會刊》。

咖啡的提神效果或許還來自於兩個作用，其一是抑制褪黑激素（melatonin）的分泌，再就是刺激腎上腺素分泌。腎上腺素是廣受人知的東西，暫且按下不表，褪黑激素保健品曾流行於二十世紀末，我有個醫生同學在一九九六年間託我從美國帶一皮箱回台灣給他，我沒照辦，不然當時可發筆小財，不久前還有人向我打探這玩意兒，所以這會兒不妨稍微探討一下。

有「黑暗賀爾蒙」之稱的褪黑激素（其名前半段乃源自希臘文的melas，意即「黑暗」），主要是由位於大腦正中的松果體所分泌（視網膜、眼睛晶狀體、腸胃道與其他器官組織也會分泌，但不進入血液之中），功用在於調節生物體每日與季節周期活動，包括清醒、睡眠、冬眠、交配、遷徙等等。一般而言，人

類在睡著時，血液中褪黑激素的濃度是清醒時的六至十倍，不過該濃度會隨著年齡增長而有起伏變化，剛生下時並不高，從第三個月起開始劇增，直至三歲，接著維持在高濃度狀態一直到青春期，接著開始持續衰減，老年人體內褪黑激素的濃度甚低，幾乎檢測不到。

有人認為褪黑激素會抑制性腺或性發育，因為觀察到其濃度開始下降與青春期的啟動相關。不過褪黑激素濃度與性腺或性慾之間的因果關係很難說得準，竟然有人宣稱吃褪黑激素保健品能夠助性哩，所以我們關於褪黑激素的討論，還是暫且侷限在其對睡眠的作用吧！

咸信褪黑激素與細胞的褪黑激素受體結合後，會送出訊號給中樞神經系統，中樞神經系統將該訊號解讀為「您累了，睡覺吧」，我們也就有了睡意。褪黑激素分泌不足，自然影響到睡眠品質，老年人通常睡不好，可說是其來有自。

除了年齡外，褪黑激素的分泌主要受兩種因素影響，一是光線，二是晝夜節律。光線會抑制褪黑激素的分泌，黑暗則可助長之；而一天之中，大體上在夜晚中段（約莫十一時至二時之間）

濃度最高，作息不定或飛越時區的人則會發生紊亂現象，因此造成睡眠失調。其他像是菸、酒、藥物、電磁波等等，都可能影響褪黑激素的分泌。順帶一提，中醫建議沒事最好在晚上十一點前上床躺得四平八穩，說是利於養肝，這跟褪黑激素的分泌時間不謀而合，看起來不無道理。

喝咖啡之所以會抑制褪黑激素的分泌以至於影響睡眠，可能是出自於兩種機制。撇開滿足口腹之慾及日常習慣不論，我們喝咖啡通常是基於兩個目的：提神與社交，而提神之後與社交之時所做的活動多半用得到光線（不然咧），所以咖啡假如有知有識，或許會擊鼓鳴冤，大喊抑制褪黑激素分泌的罪魁禍首其實是光線。不過追根究柢，咖啡畢竟還是難逃干係，因為咖啡因會耗損掉維生素B6，而該種維生素是合成褪黑激素之所需。

至於補充褪黑激素保健品來助眠或調節時差，有些學者專家對此尚懷疑慮，因為長期食用下來，可能讓人體減損自行合成褪黑激素的功能。若從日常食物當中攝取合成褪黑激素所需要的維生素B6和色胺酸，應該較無爭議。

其實善用咖啡的特性，不但能於日間提神，還可在夜裡助眠哩！此話怎講？專家建議若想要有一夜好眠，日間應該多活動、接觸光線，而入夜後則反其道而行，如此能讓體內褪黑激素的濃度形成較大的日夜反差，而能幫助入睡，喝咖啡也可如此。咖啡因抑制褪黑激素分泌的時間長短因人而異，研究發現最長可達十個小時之久，一般人則低於該數，所以入夜後不再喝含咖啡因的飲品，應當錯不了。此外，咖啡所含的綠原酸、葫蘆巴鹼與香氣等等，都有鎮定安神、緩和情緒的效果，或許對於某些人來說，這些成分的助眠效果能夠抵銷掉咖啡因的提神功用還綽綽有餘哩！

　　想利用咖啡提神的仁人君子、名媛淑女們有幾點必須注意，首先即是人體對咖啡因會產生耐受性，原本喝個一小杯便精神抖擻，意興遄飛，然而經年累月下來，就算豪氣干雲地一大杯咖啡下肚，須臾過後，便忍不住一直把櫻桃小嘴張成血盆大口，秋水雙瞳還不爭氣地愈來愈迷濛，得再來一大杯，好勉強撐起重如須彌山的眼皮子，漸漸地，癮頭愈來愈大，效果卻愈來愈差。所以，藉由喝咖啡來提神僅可偶一為之，不宜成為生活常態。

　　更重要的是，沒有任何提神物質可以取代休息。我每次看到廣告裡美艷的老婆「體貼地」為疲累不堪的老公奉上提神飲料，就不禁想起一位高中歷史老師曾對一位化學名師做出的評語：「他這麼拼命，是在幫老婆辦嫁妝。」此話竟一語成讖，該位化學老師不停地南北奔波教補習班，還壓榨出時間來編寫一系列的暢銷參考書，可說日進斗金，名利雙收，但盛年即罹患食道癌過世。他老婆有無改嫁，我毫無所知，或許當年他如此拼命，老婆曾苦勸不聽也說不一定。不管如何，「人在天堂，錢在銀行」固令人唏噓，不過要是配偶「才離靈堂，便去銀行，領了銀兩，找人拜堂」，那才是嘔呢，不是嗎？

第七章

心血管

　　《羅馬尋夢園》這部小品電影，輕描淡寫了一段異國黃昏戀曲——畢生循規蹈矩、溫吞拘謹的西班牙古稀之翁，晚年喪偶後喬遷至新居，意外地被滿懷遐想、滿口謊言的阿根廷老嫗鄰居勾搭上，兩人竟不顧一切「私奔」至羅馬，一圓女主角今生最大的綺夢——仿效義大利名導費里尼電影《生活的甜蜜》裡風華絕代的安妮塔‧艾克伯格，翩然步入羅馬許願池中，然後「回身就郎抱，教君恣意憐」。

　　跟一般人印象中的拉丁情人大異其趣，《羅》片男主角竟出奇地古板，還一直懷疑自己身染眾多疾病，不但天天猛吞各類藥

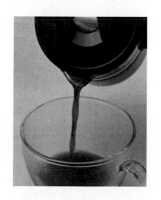

丸，飲食更是非常節制，連咖啡都堅持喝低因的。當身為醫生的老友讓他喝下一般咖啡時，他竟勃然大怒，宣稱自己患有高血壓，不能喝這種飲料，醫生老友卻表示無妨，還說自己是醫生，一向是喝一般咖啡，男主角只不過有些小毛病而已，無須過於緊張，反而亂吃藥容易傷肝。

這片雖純屬虛構，不過劇中醫生老友所言倒是沒有悖違實情，男主角的認知也相當符合普遍的看法。如此說，可能會讓讀者覺得一頭霧水，那麼咖啡到底跟高血壓或心血管疾病有無關聯呢？其實就像不是所有拉丁裔都很浪漫一樣，喝咖啡也不見得會造成心血管的負擔，相反地，在某些情況下，或許還略具裨益哩！

一個不爭的事實是，咖啡因會讓血管收縮並誘發腎上腺素分泌，如此一來，的確會造成血壓上升。按照美國梅約診所一位醫師的估計，喝兩至三杯的一般咖啡，會讓收縮壓上升3至14，舒張壓增高4到13。然而這只是暫時的現象，習慣攝取咖啡因的人，會對咖啡因產生耐受性，使得血壓上升的情況較不顯著。所以已有高血壓並且不常喝咖啡的先生女士們，飲用咖啡確實要慎重。

心臟病患可以喝咖啡嗎？若有人問我這個問題，我倒想反問：「心臟病患可以行房嗎？」在拙譯《About Sex》一書裡，大衛・魯賓醫師對此提出明確的回答：「假使這些年來某君心臟情況已惡化到隨時都可能發病，可想而知的是，交媾也許會成為切斷血液供給到原已衰弱不堪的心臟的最後一擊，但不能說是性交引發心臟病發作的。……除了非常嚴重的病況外，因性交而使心臟病發作的危險實在微不足道。大部分醫生所使用的概略法則是：只要一個人能夠走上幾分鐘或爬兩層樓梯，而心臟並無不適的症狀出現，那麼性交應當無妨。」雖然時有某君死於馬上風的傳聞，然而根據魯賓醫師的說法，「在性交當兒死於心臟病的人數甚少。一些估計指出，先前發作過心臟病的患者中，約0.6%終究在行房之際溘然長逝。順帶說明一下，這些因交媾而了帳的人士之中，大約有八成是在進行婚外性行為時氣斷魂盡的，因此對於已發作過心臟病而還想繼續行房的仁人君子、名媛淑女來說，誠實也許是最健康的策略。」

　　看起來喝咖啡要比性行為安全，即使是對跟外遇對象上咖啡館的心臟病患而言也是如此，畢竟「喝咖啡、聊是非」遠比「蓋

棉被、純聊天」可信許多。有趣的是，魯賓醫師竟然建議利用性行為來保健心臟，因為在性高潮前後，心跳通常高達每分鐘約160次，血壓在短時間內能提升多達百分之五十，如此不但可消耗平均約150大卡的熱量，還能增強「心餘力」，而有益於身體。咖啡也有類似效果，並且能夠直接作用於大腦的快樂中樞，無須為了追求喘兩口氣便消逝無蹤的爽快感覺而脫褲子（或許雅好天體的人士並不覺得這是什麼優點），更不必擔心會搞大誰的肚子，甚至飲用得宜的話，還有助於稍減自己的肥肚哩！

　　不過各位看倌可別過度引申我的意思。我只是在表示，咖啡縱使對心跳、血壓有暫時的提升作用，但不能據以推斷其長期影響，不論是正面或負面，幸好這樣的研究到底是存在著。

　　美國約翰霍普金斯大學醫學院，曾經調查了在一九四八至一九六四年之間從該學院畢業的一千多位白人男性，平均追蹤三十三年其飲用咖啡的習慣與血壓的情況，據以估算出每天每多喝一杯咖啡，幾十年下來，只不過提高收縮壓0.19，舒張壓0.27，而比起不喝咖啡的學長或學弟們，每天喝五杯或以上的畢業生罹患高血壓的風險雖然比較高，但在統計上並不顯著。該調

查隆重發佈的結論是：經過多年的追蹤，咖啡雖與血壓的微幅上昇相關，但對於發展出高血壓來說，似乎扮演著一個小角色。

　　身為第一線醫護人員的南丁格爾，參與這類調查一向不落人後，無論是出於自願，或是勉為其難。美國有兩項「護士健康研究」總共追蹤調查了十五萬五千多位原本沒有高血壓的護士達十二年之久，其中三萬三千多位在調查期間內不幸罹患高血壓，而兩個研究都顯現出同樣令人始料未及的結果。

　　首先，每天喝六杯以上咖啡的護士，其罹患高血壓的風險最低，其次是喝最少量咖啡的那組（平均每天少於一杯），介於其中的反而風險較高。該研究關於此點的結論是，喝咖啡與高血壓之間「並無明確的正相關」。研究人員還發現，喝可樂與高血壓之間具有直接、明顯的正相關，喝含糖的如此，喝無糖的亦然，只不過後者的風險比前者略低些罷了。至於喝茶，倒無確切結論。同為含咖啡因的飲料，結果竟然大不相同，二〇〇五年十一月號的《美國醫學會刊》刊登出此一研究結果。

　　無獨有偶，荷蘭的一個研究案也發現，女性喝咖啡與罹患高血壓之間呈現倒U型的關係，亦即每天喝六杯以上咖啡與不喝咖

啡的女性，有著最低罹患高血壓的風險，此外，壓根兒不碰咖啡的婦女，罹患高血壓的風險比堅持只喝低因咖啡者還低。該研究可在二○○七年的《美國臨床營養期刊》裡找到。

光就這點而言，秉持中庸之道的傳統智慧似乎不怎麼適用，不過且慢驟下此一結論，因為另外一個研究硬是幫古聖先哲漂亮地扳回一城。希臘雅典大學和美國喬治華盛頓大學的研究人員，試圖找出咖啡飲用量與急性冠狀動脈疾病之間的關係，其結果不再是令人感到疑惑的倒U型，而是還算符合直覺的J型：相較於不喝咖啡者，適度飲用咖啡者（日飲300毫升以下）得到急性冠狀動脈疾病的風險僅為百分之六十九，而日飲300至600毫升者的風險則為百分之一百五十六，日飲600毫升以上者則驟增至百分之三百一十。該研究在二○○三年十月，發表於「美國營養科學社群」。荷蘭的另一個研究也得到類似結果，研究人員追蹤三萬七千多人達十三年之久，發現喝咖啡習慣與罹患冠狀動脈疾病風險之間呈現U型關係，以每天喝兩、三杯咖啡的人風險最低，比喝少量咖啡或根本不喝的人低了百分

之二十一，該結果於二〇一〇年六月發表在《動脈硬化、血栓和血管生物學期刊》的網路版。

這些研究莫衷一是，誠令人無所適從，正如美國康乃狄克大學的營養學家凱瑟琳・古德溫所發過的嬌嗔：「多混淆啊！如果你就像大部分的美國人一樣，那麼所謂『最新研究結果』的報導可一點兒用也沒有，似乎每天都會有新的資訊來證實或反駁原有的醫學看法，而一旦涉及咖啡，如此混淆更是無以復加。」

她引述德國一份醫學期刊《治療研究》在二〇〇五年的結論：「儘管已有許許多多的研究，卻尚未發現咖啡與高血壓、心臟病發作以及其他心血管疾病之間，具有明確的關聯性。最近發表的論文則顯示，適量飲用咖啡不見得會危及健康，反而甚至可能對心血管系統有所助益。……」

「美國心臟協會」在同一年所作的會議報告則顯得比較含蓄：「探討咖啡因、飲用咖啡與冠狀動脈心臟病之間直接關聯的諸多研究，已產生出相互牴觸的結果。然而，適量地飲用咖啡（每天一至二杯）似乎無所危害。」其實早在一九九九年，《美國流行病學期刊》便已報告說，攝取咖啡因與心臟病或其

他心血管疾病並無直接關聯，即使對每天喝六杯咖啡的人來說，也是如此。

刊登於二○○六年三月號《美國醫學會刊》上的一篇論文，似乎可為這些相互牴觸的研究結果提供說明。加拿大多倫多大學的研究人員，追蹤調查四千多位波多黎哥居民達十年之久後發現，擁有快速代謝咖啡因能力之基因者，日飲一至三杯咖啡，非致命心肌梗塞的發作風險低於每天喝不到一杯者；反之，對於代謝咖啡因慢者來說，喝愈多咖啡該風險就愈高，但若每天只喝一杯，倒是無啥影響。

為了喝咖啡而去做基因檢測，恐怕有點兒矯往過正。我個人的看法是：若是身體狀況大致還算健康，適量合宜地飲用咖啡，想必不至於傷害到心臟或血管，然而已有心血管疾病或高血壓的人，則應採取更謹慎、嚴格的標準，例如將每日咖啡因攝取量設定在200毫克以下，假使懷有任何疑慮，則乾脆完全戒除含咖啡因的飲料，反正又沒有什麼非喝不可的理由。此外，雖然咖啡因能夠提升運動表現，但在從事劇烈運動或體力勞動之前，應避免

在短時間內大量攝取咖啡因，這可是會出人命的，雖然極罕見，但曾經發生疑似案例。

　　其實咖啡的成分相當多元，咖啡因的作用雖是立即而明顯，但以長期之於心血管的影響來論，恐怕更須考量相互角力的正反兩大陣營。所謂正義之師，指的是咖啡所富含的抗氧化物質，而暗中搞破壞的，則是咖啡油醇與咖啡白醇，它們會提升血清中的壞膽固醇（亦即低密度脂蛋白），所幸使用濾紙即可將它們大幅清除掉，而且咖啡的抗氧化物質含量甚豐，要抵銷咖啡油醇與白醇的不良作用，多半游刃有餘。當然，咖啡的抗氧化物質含量再多，再怎麼奮勇地執干戈以衛心血管，也無法抵禦住菸、酒、奶精、白糖、油脂等等經年累月的全面進攻，所以與其戒除咖啡，還不如減少攝取這些玩意兒哩！

第八章

通便消脂減肥

　　「環肥燕瘦」是個大家耳熟能詳的成語，其中所謂的「環」，指的是「三千寵愛在一身」的楊玉環，而「燕」，則為「楚腰纖細掌中輕」的趙飛燕，這兩位備受皇帝寵愛的絕世大美女剛好一肥一瘦，顯示出古代中國人的審美觀相當多元。再看看印象派大畫家雷諾瓦所描繪的美人，個個體態豐盈，卻十足地千嬌百媚。短篇小說之王莫泊桑筆下佳麗也是豐腴美艷。一代艷星瑪莉蓮夢露胸聳臀翹，乃是無數人夢寐以求的性感偶像。

　　曾幾何時，纖瘦成為美麗的先決條件，「要美就要瘦」的觀念遍傳世界，比無數革命先烈拋頭顱、灑熱血所誓死提倡的任何

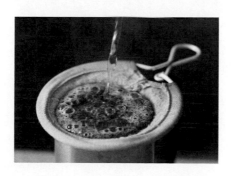

觀念都要深植人心，於是減肥成為全球大多數國家的全民運動，正可謂：「天下熙熙，皆為瘦奔；天下攘攘，皆為瘦忙。」許多胖哥拼命揮汗來甩肉除脂，對於維持生計的工作都沒做得如此意志堅決，而一干胖妹絞盡腦汁地計算卡洛里，那副熱絡勁兒，遠遠勝過解大學聯考數學考題。世人為了能夠減肥，可說是無所不用其極，生意人把腦筋動到日常飲品上，標榜可以瘦身的咖啡也就應運而生。

依我看，一般的瘦身咖啡若非純屬噱頭，便是有些兒畫蛇添足，因為減肥不外乎減少熱量攝取、增加熱量消耗，以及促進消化代謝，而黑咖啡本身所含熱量甚低，對於消脂促便、提升代謝頗有功效，只要飲用得法，再配合飲食調理與適當運動，自然有助於減肥，前提當然是飲用時不加糖和奶精，也不搭配糕點零食。

咖啡是良好的利尿劑，而排水能讓體重稍減，但暫時的減重不等於減肥，況且身體必須維持一定的水分，所以咖啡得以保持體態輕盈的妙用絕不在於利尿。除了利尿之外，咖啡也是一種快速通便劑，攝取咖啡後四分鐘內便可開始促進腸道蠕動，並維持三十分鐘以上，但根據台安醫院營養師趙思姿的看法，咖啡的通便

效果只有在早晨飲用時才能發揮，其他時間飲用則收效不大。孟子曰：「斧斤以時入山林」，而「咖啡以時入肚腹」，倒也符合儒家教化。一個朋友的老婆每日晨起必來杯黑咖啡，再等著入廁「投彈」，若不完成此一儀式，說什麼也不出門，妝倒是可畫可不畫。

　　美國著名的梅約診所有位研究員指出，喝咖啡可以抑制食慾。不過這點其實因人而異，有些人喝了咖啡反而食指大動哩！較具實證根據的說法是，咖啡因能夠增加運動耐力，因此延長消耗熱量的時間，進而達到減肥的效果。台灣一家生技公司做過老鼠負重游泳實驗，讓一群可憐的老鼠分別喝水和攝取咖啡因，再讓它們背負重物游泳，直到游不動為止（似乎是鼠頭沉入水中持續達八秒），結果顯示喝水的那組平均游十二分鐘，攝取咖啡因的那組平均游十六分鐘，整整多出三分之一的時間。姑且不論動物保護團體如何看待此一實驗（肯定沒人會把溺水的老鼠撈起來施予人工呼吸），胖哥胖妹們恐怕不會非常讚賞咖啡這麼間接而累人的減肥功效，他們要的是輕輕鬆鬆的減肥法，咖啡能做得到嗎？答案是：「是與非！」

　　根據哈佛大學公衛學院一項對於五萬八千名男女的長期調查結果，攝取咖啡因有助於稍微減緩體重的增加。紐約市立大學教授詹姆斯‧葛林堡等人的研究則發現，不管是一般咖啡或低因咖啡，都與體重減輕相關，可見咖啡的其他成分也有助於減肥。葛林堡教授又與他人合作發表〈咖啡、糖尿病與體重控制〉一文，提出咖啡幾個可能的減肥機制。

　　其中之一是透過所謂的生熱作用，這是指身體經由熱的產生，而排除掉體內多餘的熱量。由於有篇研究發現低因咖啡並無法促進「生熱作用」，所以咖啡因可能是此作用的最主要因素，但這還說不準，畢竟不能只靠一個研究就驟下定論。據估計，喝六杯咖啡能造成一百大卡的熱量消耗，如此一來，或許有助於減肥，但這樣的消耗量實在不怎麼能夠振奮人心。

　　根據長期的動物實驗發現，攝取咖啡因可減少脂肪細胞的數量，並縮小脂肪層，因此喝咖啡或可藉由提升脂類代謝來清除體脂肪，進而發揮減肥之功，而這功勞大概還是要歸於咖啡因。

　　對於型男潮女之大敵——脂肪，咖啡還具備脂解作用，顧名思義，該作用是造成脂類的分解，特別是將細胞內的三酸甘油脂

分解成游離脂肪酸。一些研究發現，攝取咖啡後很快就會促進脂解作用，不過低因咖啡無此效果。動物實驗顯示腺苷會抑制脂解作用，因此葛林堡等人推測，咖啡之所以能夠促進脂解，與咖啡因所具有的腺苷受體擷抗作用不無關係，這也說明了為何低因咖啡對於此事愛莫能助。然而有些研究人員認為，咖啡刺激腎上腺素分泌，還比腺苷受體擷抗作用更有助於分解脂肪哩！

咖啡還可藉由增加身體活動量來達到減肥效果，而這可區分為兩類，一是提升運動耐力（或許還有速度和爆發力），延長消耗能量的時間。這在先前已經提到過，缺點是碰到說啥也不運動的人，便毫無用武之地。另外，咖啡能夠刺激自發性的身體活動，不管是心跳加快些，呼吸急促點兒，還是話多說兩句，腳多抖幾下，都要費些力氣。最起碼，喝咖啡利尿，就算不運動，多跑一次廁所，也就多耗些能量。然而，「過猶不及」的道理，似乎也印證在喝咖啡刺激自發性身體活動上。從動物實驗發現，咖啡因劑量在每公斤體重三至三十毫克之間，確可增加受測動物的活動量，更高的劑量反而使其活動量減少。其實咖啡雖有提神之效，但其香味與綠原酸、葫蘆巴鹼等成分，卻能鎮定安神，緩和情緒。

　　葛林堡等人還提出咖啡能夠提高飽足感而有助於減肥的看法，並引述幾個研究以做為佐證。但如先前所指出，這點其實人言言殊，並無定論。葛林堡等人也承認，關於咖啡影響飽足感的人體研究仍然不足。

　　讓人感到錯愕的是，咖啡的減肥功效，恐怕錦上添花的成分還多過於雪中送炭哩，因為原就不胖的人比肥胖者更能享受到如此妙用，雖然後者遠比前者更有減肥需要。不過平心而論，這看似諷刺，其實不無道理。過度肥胖其來有自，更非一時三刻所造成，本就要正本清源，對症施治，並假以時日，萬萬不能僅想靠喝咖啡來減肥。

第九章

癌症

湯姆斯・愛迪生有句頗具啟發性的銘言:「我並未失敗,只不過發現了一萬種行不通的方法。」經過如此鍥而不捨的努力,他終於發明電燈(但也有人作翻案文章,說愛迪生並未發明電燈,只是改良。這不是本文主題,所以暫且把這一筆算在老愛頭上)。不過愛迪生萬萬料想不到,他的偉大發明除了照亮後世萬民的日常生活外,也可能因此啟動不少人的癌化細胞,因為根據一種看法,現代人罹癌情形之所以如此普遍,跟日出而作、日落而息的生活節律遭到打破高度相關,特別是每夜原該上床躺得四平八穩的時候,竟還燈火通明,使得黑暗賀爾蒙無法分泌。雖然

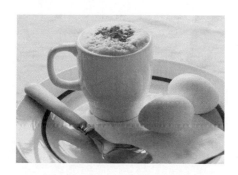

古人也會秉燭夜遊或囊螢映雪，但畢竟是少數人偶一為之的行為，卻非大多數人的生活常態。

上述對愛迪生的指控當然說不上罪證確鑿，況且手機和網際網路的大流行不過是進入二十一世紀以後的事，而許多人已經到了一日不可無此君的地步，電燈照亮我們絕大部分人一輩子了，前途無亮的生活教我們如何過得下去呢？所以防癌救命勢須另謀對策。

西方有句老話：「你是你所食（You are what you eat）。」這意思不是說吃豬變豬，吃牛變牛，素食者比較容易成為植物人，而是飲食影響我們的身心甚鉅。現在癌症如此普遍，飲食肯定脫不了干係，所以從飲食下手，可能才是預防癌症的正途，而咖啡這個流行飲品與癌症之間的關係已然屢屢受到研究，只是結果莫衷一是，甚至相互牴觸。

較早期的調查結果指出，習慣喝咖啡的人可能比不喝咖啡的人較容易罹患胰臟癌或膀胱癌，不過後來的一些研究不但翻了案，更進一步發現喝咖啡或許有助於預防不少種癌症，我們就逐一簡略探討。

胰臟癌是個惡性重大的癌症，八成患者會在一年內過世，而只有大約百分之五的患者可以活超過五年，這主要是因為患病初期並無明顯症狀，等確診時多半已經擴散轉移，連要動手術切除都有困難。值得一提的是，男性得此癌症的機會是女性的兩倍，並且有學者懷疑此癌是賀爾蒙失調所導致的。

　　一九八一年哈佛大學公衛學院發表一篇調查報告，指出喝咖啡與罹患胰臟癌呈正相關，即使控制吸菸此一因素後亦然。主持該調查的布萊恩‧麥克馬洪教授甚至懷疑，美國半數的胰臟癌病例是喝咖啡引起的，他自己從此絕口不沾這飲品。英國的提姆‧史班瑟醫師受此報告啟發，靈機一動，比並起英國進口咖啡數量與死於胰臟癌的病例數，發現二者都在一九四八年後大幅成長，為其間關係提供佐證。二十世紀美國人喝咖啡的習性倒是沒有什麼改變，罹患胰臟癌的人數卻持續增加，有人指出這是結合喝咖啡與大量提高不飽和脂肪酸的攝取所致。

　　如果上述調查屬實，人均咖啡消耗量最大的芬蘭可要倒大楣了，不過當地的一項調查結果顯示喝咖啡與罹患胰臟癌並無關係，該調查報告發表於一九九五年三月號的《預防醫學》。這個

結果說不定是因為芬蘭人體質特異或所喝咖啡與眾不同。然而根據美國國家癌症研究所研究員多明妮可‧米查德女士與其同僚對十三萬六千多名受訪者所做的調查，罹患胰臟癌的風險與喝咖啡或飲酒無關。日本官方所進行的一項調查更是出現大逆轉，該調查發現男性之中日飲三杯咖啡者，罹患胰臟癌的機率僅為幾乎不喝咖啡者的六成，女性則無區別。

喝咖啡與罹患膀胱癌風險的研究結果也出現同樣情況，從二者呈正相關、無關到負相關都有，當真教人無所適從。加拿大的一項研究指出，每日至少喝四杯咖啡的男性罹患膀胱癌的風險，幾乎是不碰咖啡的男性的兩倍。歐洲一個對於非吸菸者的跨國研究則發現，除非每天喝十杯或更多的咖啡，否則喝咖啡並不至於提高罹患膀胱癌的風險，而且即便是長期牛飲咖啡，該風險也只是略高一些罷了。西班牙的一項研究結果更妙，負責該項研究的羅培茲阿班提博士表示，同樣是老菸槍，咖啡飲者罹患膀胱癌的風險只有不喝咖啡者的一半，此研究成果發表於二〇〇一年一月號的《流行病學與社區健康期刊》。

荷蘭有個研究發現，女性喝咖啡與罹患膀胱癌的風險呈顯著負相關，男性則呈正相關但不顯著。

　　世界癌症研究基金會於二〇〇七年的一篇報告，試圖釐清喝咖啡與罹患膀胱癌之間撲朔迷離的關係：「目前證據顯示，咖啡對於罹患此癌的風險不太可能具有重大影響。」這算是持平之論，然而喝咖啡是否構得上罹患膀胱癌的風險因素，目前尚無定論，但普遍認為吸菸的危害甚為明顯，所以若要預防膀胱癌，戒菸是必要的，但還看不出來有戒除咖啡的必要。至於其他種癌症，咖啡飲者就算還不能額手稱慶，最起碼可以稍稍放下心來，因為研究成果多屬正面，亦即喝咖啡或許有助於降低罹患某些癌症的風險，其中比較合乎一般人直覺的是結腸直腸癌。

　　哈佛大學的愛德華・喬凡努奇博士，將一九九七年前關於喝咖啡與罹患結直腸癌風險的十國十七個研究做了番彙整，發現喝四杯或更多咖啡的人得到此癌的風險，比喝少量或根本不喝咖啡的人低百分之二十四。頗耐人尋味的是，雖然大部分的研究結果都顯示喝咖啡與罹患結直腸癌的風險呈負相關，但有兩個調查結果卻與其他研究南轅北轍，而這兩個調查所涉及的對象是在美國

境內的特定宗教人士——基督復臨安息日會與耶穌基督後期聖徒
教會，這令我不禁想起咖啡初傳入基督教世界時，被神職人員視
為惡魔之飲，其中恐怕不無玄機，當然也有可能如喬凡努奇博士
所懷疑的，大喝咖啡的宗教人士，也許比少碰這飲品的同儕具有
較不健康的飲食習慣。

　　喬凡努奇博士還對於其研究成果提出幾個假設性的解釋。首
先是肉品經烹煮後，可能會產生一些致癌物，誘發食用者體內微
生物突變，因此導致腸癌，咖啡中的咖啡因、不可溶的半纖維
素，以及高分子量多酚等物質，也許可以抑制如此突變。另外，
攝取咖啡後四分鐘內便可開始促進腸道蠕動，並維持此效果達
三十分鐘以上，因而減少腸道上皮細胞與腸內有毒物質接觸機
會。另有研究發現，咖啡中的抗氧化物質綠原酸在到達迴腸前，
有百分之七十五已被人體消化道吸收，剩下的百分之二十五在通
過小腸到大腸時，能對腸道提供保護，進而發揮預防結直腸癌的
作用。

　　有項研究統合了先前十三個關於腎癌與各種飲料之間關聯
性的調查，總共涉及五十三萬餘位女性與二十四萬多名男性，

調查期介於七至二十年之間。結果發現，日飲三杯或以上的女性比不喝咖啡的女性，或可減少百分之二十九罹患腎癌的風險，對於男性則無影響；相反地，喝茶也許能讓男性減少百分之二十八罹患此癌的風險，對女性則未顯現出作用來；此外，喝汽水提高罹患腎癌的風險達百分之二十一（兩性一起計算並根據年齡調整）；牛奶及蔬果汁則與罹患腎癌風險的關係微弱，而且在統計上不顯著。

　　美國羅格斯大學的研究人員發現，餵食實驗老鼠低劑量的咖啡因（若換算為人的劑量，約莫等同於一杯一般咖啡所含的咖啡因），並且固定讓這些小傢伙從事自發性的運動，竟然可以減少其罹患紫外線所引發的皮膚癌的風險，該成果在二〇〇七年發表於《美國國家科學院院刊》的網路版。另有一些研究發現，咖啡對於乳癌、子宮頸癌與其他一些癌症似乎也具有預防效果，比較令人振奮的是關於肝癌，畢竟這是台灣長年名列前茅的奪命大殺手。

　　不過這裡還是要鄭重強調，迄今所有研究都未能斬釘截鐵地證實喝咖啡確能預防任何一種癌症，遑論治療！此外，風險較低並不代表完全沒有風險，您永遠可以輕易找到罹患各式各樣癌症的咖啡飲者，正如同這世上存在著嗜菸酒如命的人瑞。統計是基於大數法則，不管機率再低，一旦發生在某人身上，對於他或她而言，那就是百分之百。更令人發浩嘆的是，著有〈養生論〉的嵇康先生，其養生保健功夫恐怕舉世無匹，不過他還沒活到鬍子發白，才四十歲上下就被用心路人皆知的司馬昭先生給砍掉腦袋瓜子了，臨死還感嘆名曲〈廣陵散〉恐怕要隨他而亡佚。所以啊，關於壽算，我們只能盡人事而聽天命了。

第十章
喝出彩色人生

　　依我個人觀影淺見，香港名導陳可辛所導演的《甜蜜蜜》固引人唏噓，《投名狀》亦令人感嘆，但由他監製的《十月圍城》就未免流於矯情了，姑且不論情節合乎史實於否，以及演員表現如何。

　　在《十月圍城》一片裡，日薄西山的清廷於一九○六年猶做困獸之鬥，派出大批殺手至香港，欲一舉擊殺革命逆黨大頭目孫文，不過身為觀眾的我們，早就知道孫先生後來是因肝癌病逝於北京協和醫院的，所以說整批大內高手拼了老命也沒達成的任務，小小的癌細胞卻好整以暇地做到了，只不過晚了將近二十個

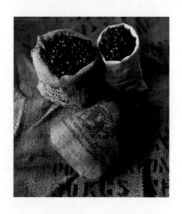

年頭！話說回來，既然連修習現代醫學的國父都慘遭肝病毒手，因此肝病成為國病似乎還頗順理成章，這也就是說，我們沒能效法到他的精神，至少許多國人跟他罹患相仿的疾病，倒也算是另類的克紹箕裘。

這些當然只是閒扯，然而，如果時光能夠倒流，而我得以遇見還在搞革命的孫先生，那我可要好好請他喝咖啡，因為日本東京國家癌症研究中心以十年的時間，追蹤了九萬多位中老年人飲用咖啡的習慣與罹患肝癌的情形，發現有喝咖啡習慣的日本人比不喝咖啡的同胞，罹患肝癌的機率低了百分之五十一，而且喝得愈多，該機率愈低，即使將受測者根據生活形態或肝炎病史區分開來，結果仍相去不遠。該研究刊登於二〇〇五年的《國家癌症研究院期刊》，其結論是：「在日本人當中，喝咖啡的習慣可能與肝癌風險的降低相關。」

所謂「孤證不成證」，要是只有上述這麼一個孤零零的研究，其實並不好拿出來說嘴。同於二〇〇五年分別發表在《肝臟醫學雜誌》與《國際癌症雜誌》的義大利與日本的研究，也得到類似成果，而義大利的那個或許更值得一提，因還比較B型肝炎

病毒、C型肝炎病毒與酒精對罹患肝癌風險的影響，發現每日攝取80克以上酒精者得到肝癌的機會，是攝取不到40克酒精者的7.1倍，而感染B或C型肝炎病毒者得到肝癌的機會，則分別是未感染者的15.3或24.8倍。該研究的結論是：「喝咖啡與罹患肝癌呈負相關，無論其病因為何。」

看起來感染C型肝炎病毒的義大利人得要多多祈禱與加強保養了。日本也把C型肝炎視為導致該國人民罹患肝癌的頭號罪犯，並且有項研究發現，對於同為C型肝炎病毒感染者來說，每天喝一杯或更多咖啡的人死於肝癌的機會，僅為不喝咖啡的人的百分之三十一。該項研究發表在二○○七年的《英國癌症期刊》。

關於喝咖啡與肝癌的相關性研究，義大利人好像硬是跟日本人槓上了，非要別別苗頭不可。這也難怪，想當初咖啡之所以能夠從伊斯蘭世界堂而皇之地進入歐洲，進而風行全球，引領當代時尚的威尼斯商人可說是功不可沒，後來的義大利人更是挖空心思，搞出許多名堂來，日本人充其量只不過是喝咖啡的後起之

秀，甚至在二次大戰期間將咖啡視為西方帝國主義的象徵性飲料，還明令禁止進口哩！

同樣在二〇〇七年發表的一項義大利研究指出，在B肝病毒感染者、C肝病毒感染者、飲酒者各組當中，喝一般咖啡與罹患肝癌都呈負相關，亦即喝愈多咖啡，風險愈低；然而此相關性對於喝低因咖啡或茶者並不顯著。該研究刊登於《國際癌症雜誌》，該項發現著實費人疑猜。

照理說，一般咖啡與低因咖啡的差異主要在於咖啡因含量，卻該有著相同的其他物質。一般咖啡和茶都含有不算低的咖啡因，其抗氧化物質並不一致。要是咖啡具有保肝效果而茶沒有，那麼我們可以推論應該是咖啡獨特的抗氧化物質所致，但是前述義大利的研究顯示低因咖啡也無保肝效果，所以這個推論說不通。當然，該研究不見得萬無一失，絕對正確，但在予以推翻前，倒是有三種可能性或許值得探討。一是咖啡的保肝功效來自於咖啡因與某些獨特物質的共同作用，而這些物質富含於咖啡，卻少見於茶。另一種可能是真正有保肝效果的是蘊藏於咖啡中的獨特成分，低因咖啡除了濾掉咖啡因外，也濾

掉這些物質。此外，低因咖啡或許增加了某些會造成肝損傷的物質，因此抵銷掉咖啡原有的保肝效果。不過這些都只是臆測而已，沒人說得準。

其實除了義大利與日本外，其他國家也有類似的研究，像是瑞典。有個位於斯德哥爾摩的研究機構，審視了一九六六年至二〇〇七年之間九個相關研究，發現這九個研究結果都顯示喝咖啡與罹患肝癌的風險呈負相關，其中六個為統計上顯著，而將所有案例統合在一起後計算出，每日喝兩杯咖啡或可減少百分之四十三罹患肝癌的風險。在無肝病病史的受調查對象當中，每日喝兩杯咖啡者罹患肝癌的風險，是不喝咖啡者的百分之六十九，而在有肝病病史者當中，該數值為百分之五十六。該研究發表於二〇〇七年的《腸胃病學》。

人均咖啡消費量全球第一的芬蘭自然不會只喝咖啡，不做相關研究。二〇〇八年七月號的《肝臟醫學》刊出赫爾辛基大學關於此議題的一項長期（平均追蹤近二十年）、大規模（六萬多名受調查者）的研究成果，毫無意外地，喝咖啡與罹患肝癌風險又是呈現負相關，不過如果只是這樣，那其實也沒什麼好

再贅述的。該研究審視了咖啡飲用量、血清 γ-GT濃度與罹患肝癌風險之間的三角關係，發現血清 γ-GT濃度與罹患肝癌風險呈正相關，而受調查者若具有低咖啡飲用量與高血清 γ-GT濃度，其罹患肝癌的風險比高咖啡飲用量與低血清 γ-GT濃度者，可高達九倍之多。讀到這裡，有濃厚求知慾的人或許會問，什麼是 γ-GT？其作用為何？跟喝咖啡又有什麼關係呢？

要了解 γ-GT，得先從穀胱甘肽說起，那是我們身體細胞內濃度最高的抗氧化物質，而在肝臟內最多，擔負起解毒、提升免疫力、清除過氧化氫（這玩意兒會形成帶有巨毒的氫氧自由基）等等的重責大任，也是合成DNA、蛋白質、前列腺素之所需，還能活化與調節酵素，可說攸關我們的健康，甚至生命。γ-GT又叫GGTP，是一種肝膽酵素，主要的作用是在於穀胱甘肽的代謝，而膽道阻塞、各種肝臟疾病（包括原發性或轉移性肝腫瘤）、酒精、藥物、毒物都可能造成血清 γ-GT值升高。腎臟比肝臟含有高出二十多倍的 γ-GT，但腎病不見得會引發血清 γ-GT值飆升，該值卻對肝膽疾病與喝酒甚為敏感，因此是肝臟檢查的基本項目之一。

義大利有個研究發現，咖啡飲者的血清γ-GT與其他幾種酵素值都低於非咖啡飲者。日本的研究也顯示喝咖啡也許有助於抑制飲酒所可能導致的血清γ-GT的揚升。二〇〇七年三月號網路版的《肝臟醫學雜誌》有篇〈先生，要來杯白蘭地咖啡嗎？〉有著如下結論：「這些資料支持咖啡中有個成分能夠預防肝硬化（特別是酒精性）的假設。」該文並指出，喝茶與否似與肝硬化無關，不管是酒精性或非酒精性。這些研究或許部分解釋了咖啡的保肝機制。

　　時光當然無法倒流，人死也不能復生，而且就算我能夠遇見尚在人世的孫文先生，恐怕還沒找到咖啡館，我已先遭清廷鷹犬的暗算。更加吊詭的是，要是孫先生多活上幾年，可能就沒人尊奉他為國父了，我更加無機會喝咖啡救國父。

　　算了，喝咖啡去，就不替古人擔憂了。

第十一章

酒與咖啡之航站情緣

　　美國喜劇明星亞當・山德勒演過許多搞笑電影，但從未博得我一粲，而他主演的《命運好好玩》和《從心開始》卻出奇地相當催淚，或許溫情感性戲碼才正對他的戲路，也或許搞笑慣了的演員，演出悲情戲時要比一般人更放得開，像《當幸福來敲門》的威爾・史密斯也是如此。誰能料想得到這位昔日在情境喜劇《新鮮王子》裡拼命搞笑的黑人饒舌歌手，其後來的演出竟會引人潸然淚下呢？

　　根據拙見，近年來從喜劇演員轉型最為成功的好萊塢男明星應首推湯姆・漢克，他當年因《費城》的愛滋病律師一角勇奪奧

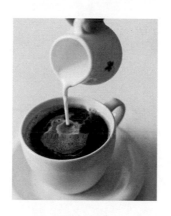

斯卡最佳男主角大獎，次年又靠《阿甘正傳》連莊，其後屢獲提名角逐小金人，儼然成為當代演技派巨星。跟演技已臻化境的梅莉・史翠普一樣，湯姆・漢克的演技除了展現在表情與肢體動作外，也發揮在口音的轉換上。他在《航站情緣》裡飾演一位滯留紐約甘迺迪機場而進退兩難的克羅埃西亞人，自然得操起帶著濃濁腔調的英文，但那是部評價不高的電影，恐怕遠遠不及真實版本來得醇厚雋永，引人低迴，至少發生在二戰期間愛爾蘭機場的那段「航站情緣」，最後締結了一段不朽姻緣，但結縭的並非一男一女，而是兩大飲料——咖啡與酒，不消說，那自然是愛爾蘭咖啡。

據說愛爾蘭咖啡是都柏林機場裡的一個酒保，為暗自心儀的一位美麗空姐精心調配的，卻只是默默加在飲料單裡，並不跟她說破。他痴痴等了整整一年，這位去便不來來便去的伊人，才心血來潮地點到這份飲料，他為此激動不已，難以自抑，偷偷流下男兒淚，並將淚水抹在杯緣（這舉動可不怎麼符合食品衛生法），伊人飲後直覺心旌動搖，目眩神馳，感動的程度恐怕不下於《食神》裡的女評審初嚐「黯然銷魂飯」。不過如同《航站情

緣》的劇情，美麗空姐終究琵琶別抱，並歸回美國舊金山的住處，唯當雨雪寒天、百無聊賴之際，才驀然回想起都柏林機場航站裡那濃香沁體的愛爾蘭咖啡。

　　這段讓人盪氣迴腸的咖啡情緣大概是台灣某部落客自行捏造的，連創作《都柏林人》的大文豪喬哀思也想像不出，但是捏造歸捏造，倒也不是全然向壁虛構，毫無所本。或許比較貼近事實的版本發生在一九四二年愛爾蘭西部的福因斯港，有天一群美國旅客原本要搭乘水上飛機回國，無奈天氣過於惡劣，只得折返原港，港口餐飲部經理眼見去而復返的乘客們個個冷得直打哆嗦，於是貼心地指示主廚約瑟夫・薛勒登立馬弄出「更強烈」的飲料來，愛爾蘭咖啡的原型於焉誕生。當時有個老美不識貨，啜飲後竟問說：「這是巴西咖啡嗎？」薛勒登驕傲地答說：「不，這是愛爾蘭咖啡！」其名就此底定。事後薛勒登精益求精，又花了整整三年的時間予以改進，該港並同時改建為香濃（Shannon）機場，過往旅客得以享受熱咖啡、威士忌、奶油、砂糖契合無間、相輔相成的奇妙風味。

　　兩個老美想讓愛爾蘭咖啡歸化美國，卻無意直接引用老薛的配方，於是自行埋首研發，著實費了好一番工夫，才讓口感對味，而且雪白的奶油得以漂浮在黝黑的汁液上，終於在一九五二年的舊金山一家咖啡館裡首賣，其後風行全國，並隨著美國勢力的擴展而流傳全世界。愛爾蘭人對於該咖啡竟讓老美發揚光大倒沒啥意見，只要愛爾蘭咖啡裡所添加的是正宗愛爾蘭威士忌即可，最起碼可不能用蘇格蘭威士忌喲！

　　我頭一次喝到愛爾蘭咖啡，是在紐約市麥道格街上的一家咖啡館裡，那天或許是紐約市有紀錄以來最冷的一個新曆除夕。在刺骨寒風中徒步逛了半天大街，能來上這麼一杯加了濃烈威士忌而熱氣爭騰的香醇咖啡，會是怎樣的一種體驗，沒這種經歷的人，是無法憑空想像得到的，有道是：「不經一番寒徹骨，怎解咖啡撲鼻香。」

　　但是話說回來，咖啡和酒對人心智的作用恰恰相反，湊在一個杯子裡，可謂利弊互見，就像羅密歐碰上茱莉葉，雖算得上郎才女貌，珠聯璧合，卻因兩個家族積不相容，勢如水火，終究落得悲劇收場。從某個角度來看，咖啡的保健效果或可稍減酒精對

身體之危害，而且酒精讓人紓緩，咖啡使人振奮，各自的香味交融相疊，再給熱氣薰蒸，散發出的魅惑力任何人皆難以抵擋，所以二者應是妙不可言的絕配，不過事情壞就壞在這裡。

二〇〇七年五月間，美國二十九個州的檢察總長聯名致函給一家飲料公司，表達他們對於其一種含酒精的提神飲料的顧慮，因為該飲料顯然是以青少年為主要行銷對象（台灣則是針對勞動階層），不少社會團體和家長更發出強烈抗議，因為除了健康考量之外，他們認為這種飲料還可能促進血氣方剛的青少年的過激行為，包括危險駕駛、逞兇鬥狠、性侵害，以及自殺。面臨有如排山倒海般的強大壓力，該飲料終究落寞下市，與世長辭。然而類似產品依舊充斥於市面上，無酒精提神飲料混雜酒精飲用更是早就行之有年，例如紅牛這個舉世最為暢銷的提神飲料竟然有其專屬酒譜，經典之作即是混合伏特加──說實話，我喝過幾次，口感還當真不錯。

試想看看：當花月春宵，年輕男女們齊聚一堂，美酒加咖啡，一杯再一杯，終夜歌舞不輟，燈光眩目，音樂震耳，肢體搖擺，汗水淋灕，香澤微聞，此情此景，有幾個年輕男女把持得住

（或許這正是本意）？再想看看：血氣方剛的年輕人幾杯這種飲料下肚，剎那間酒氣湧上咽喉，咖啡因沖入腦門，膽氣恐怕要比景陽崗上的武松更加豪邁幾分，此時坐進駕駛座，手握方向盤，操控起任何血肉之軀都比擬不上的強大機器，一催油門，頓時風馳電掣，好似天地間唯我獨尊，只是最後倒大楣的絕對不會是景陽崗上的吃人老虎。

我倒不是說咖啡加酒簡直有如洪水猛獸一般，而是部分人的自制力本就十分薄弱，這種組合看似無害，口感氣味又好，極易飲用過量，不良後果或悲劇於是接踵而至。美國那二十九州檢察總長和眾多家長們所顧慮的，想必並非這種飲料本身，而是把含酒精的提神飲料以青少年為行銷對象的惡質商業行為。當然，許多成年人的自制力與判斷力不見得會比一般青少年高明到哪裡去，只不過在法律上成年人能夠、也必須為自己的行為負起全責。

愛爾蘭咖啡的濫觴，源自於為旅客驅寒的體貼心念，美國那支含酒精提神飲料的開發，卻是基於追求利潤的考量，而不惜戕害青少年的身心，其間差異，不言可喻。

當寒天客來，奉上一杯熱騰騰的咖啡，略滴上幾滴醇酒（糖和奶精就免了唄），賓主相視而笑，情味極矣，至於用哪裡出產的威士忌，或者用的是否為威士忌，則無關宏旨。

第十二章

生育

咖啡與生育力之間錯綜複雜的紛紛擾擾，至少可追溯到十七世紀（甚至是創世紀，如果您接受卡在亞當喉嚨當中的玩意兒是咖啡果此一神來之見的話），迄今還爭論不休，除了少數幾點外，相關問題始終沒得到什麼確切結論。

咖啡會造成男人性無能的說法，大概是起源於眼紅的酒商想要打擊硬生生瓜分去一大杯羹的咖啡生意，加上一些婦女極度不滿丈夫寧可在咖啡館裡跟其他臭男人高談闊論終日，也不願回家與老婆耳鬢廝磨片刻，以及基督教硬頸派對於這個異教徒飲品所抱持的固有偏見，其實並沒有什麼科學性的實證根據。現在已經

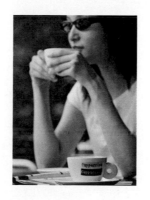

很少有人會再提起這一點了，幾年前甚至有業者推出壯陽或催情咖啡哩，大概是想要運用咖啡提神與增強耐力的效用吧！

雖然「咖啡倒陽論」早已不攻自破，但在另一方面，孕婦是否可以喝咖啡，依舊是個令人備感疑惑的問題。長久以來，許許多多的學者專家們不斷提出精心研究所得，來給予正面或反面的回答，至今唯一較受普遍認可的共識乃是「不宜過量」，但究竟喝多少即算過量，各家說法就天差地遠了，而位於兩個極端的「絕口不沾」以及「由妳喝到爽」，也都不乏死忠的支持者。想當年秦始皇之所以焚書坑儒，大概也是處於類似的情境之下。話說回來，縱使把一干學者專家通通埋了，將他們的研究悉數燒了，也無法釐清該問題，所以咱們還是開帳升堂，先聽聽看他們怎麼說，再作定奪。首先彙整控方呈堂證供如下：

對受孕的影響

荷蘭有個追蹤九千名不孕並接受試管受精的婦女達十三年之久的研究發現，每天至少喝四杯咖啡、茶或其他含咖啡因飲料的女性，受孕率減少了百分之二十六，這跟每週至少喝三次酒的影

響相仿，但還不及每天抽一根菸——那可會減少三分之一的受孕率喇。該論文發表於二○○八年「歐洲生殖醫學會」的年會之中。約翰霍普金斯大學的一個研究的結論是：沒抽菸的婦女若攝取大量咖啡因（每天超過300毫克），可能會使受孕延遲，該研究於一九九五年十二月發表在《美國流行病學期刊》。該期刊先前刊載過的一個類似研究結果指出，相較於沒有攝取咖啡因的婦女，每天咖啡因攝取量分別為1～150毫克、151～300毫克，以及300毫克以上的婦女，延遲受孕的風險分別增加百分之三十九、八十八，以及一百二十四。

對母體的影響

有學者專家指出，咖啡因在一般人體內三至七個小時即會代謝掉，但孕婦代謝咖啡因的速率大幅減慢，可能比常人需要多一倍的時間，而咖啡因會影響鈣質與鐵質的吸收，因此對於極需這兩種物質的孕婦來說，咖啡因代謝速率減慢無異於雪上加霜，使

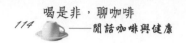

她們更容易罹患骨質疏鬆症與貧血。體內較高濃度的咖啡因也可能引發失眠、焦慮、血壓升高等等症狀。

流產與死胎的風險

丹麥奧爾胡斯大學醫院在一九八九及一九九六年之間，調查了一萬八千多名孕婦飲用咖啡的習慣，結果顯示，懷孕期間每天喝八杯或更多咖啡的婦女，胎死腹中的機率是不喝咖啡的孕婦的三倍，排除掉抽菸與喝酒等因素後，該相對風險只不過略為降低。二○○八年三月號的《美國產科與婦科醫學期刊》有篇論文指出，每天攝取200毫克以上咖啡因的孕婦，流產的風險約莫是不碰咖啡因的孕婦的兩倍。

對胎兒發育的影響

有些學者專家推論，既然咖啡因會讓血管收縮，也就可能造成流往胎盤的血量減少，而且咖啡因或許會經由胎盤傳遞給代謝極慢的胎兒，因而影響到胎兒的發育。荷蘭鹿特丹伊拉斯莫斯醫

學中心追蹤調查了七千三百名荷蘭婦女，結果發現懷孕期間每天平均喝6杯咖啡的婦女所生的寶寶，與媽媽在懷孕期間攝取較少咖啡因的寶寶相比，身長明顯較短。這項發現刊載於《美國臨床營養期刊》。另一項研究指出，要是孕婦每日咖啡因攝取量高於450毫克的話，嬰兒出生時的體重可能比平均值減少121公克。

英國有兩家醫院在二〇〇三與二〇〇六年之間調查了大約兩千六百位產婦，試圖找出孕婦咖啡飲用量與生下較小嬰兒機率之間的關係。根據他們的估算，每日分別攝取咖啡因100至199毫克、200至299毫克與300毫克以上的婦女，比起每日攝取不到100毫克咖啡因的婦女，生下體型較小嬰兒的機率分別高出百分之二十、五十與四十（不，我沒弄顛倒）。

對嬰兒後續成長的影響

母親在懷孕期間有喝咖啡習慣的胎兒，出生後可能罹患「新生兒咖啡戒斷症候群」，出現暫時性的嗜睡、精神活力不佳等現象。也有研究發現，每天攝取超過500毫克咖啡因的孕婦，所生

嬰兒的心跳與呼吸較快，剛出生的頭幾天，清醒的時間也比一般新生兒長。

咖啡不利於孕婦及胎兒似乎已是罪證確鑿，然而暫且看看辯方怎麼說。

對受孕的影響

丹麥有項研究調查了兩個城市裡的一萬多名婦女，結果發現受訪婦女若為非吸菸者，那麼其「低生育力」（subfecundity；定義為停止避孕到開始受孕的期間超過一年）與喝含咖啡因的熱飲之間並無關係，但受訪婦女若抽菸而且每天至少喝八杯咖啡，那麼她屬於「低生育力」族群的風險則會增加百分之三十五。

一九九〇年一月號的《刺絡針》所登出的一篇論文指出，根據兩千八百多位剛生下小孩並且有喝含咖啡因飲料的婦女的回答，不管她們每個月攝取的咖啡因是501毫克還是7000毫克（每天約230毫克），從停止避孕到開始懷孕的期間長短都差不多，而且並無證據顯示咖啡因有負面影響。在控制其他風險因素之

後，每個月攝取7000毫克以上咖啡因的婦女，「低生育力」的比例只不過比每月攝取500毫克或以下咖啡因的婦女高出區區百分之三。前述約翰霍普金斯大學的那個研究也發現，在不吸菸的婦女當中，每日攝取300毫克或以下咖啡因者，其低生育力的比例並不比沒攝取咖啡因者來得高，而且抽菸婦女咖啡因攝取量的多寡，對於她們受孕難易看不出有什麼影響。

二○○九年五月份的《流行病學期刊》，刊載哈佛大學公衛學院一個追蹤一萬八千多名已婚婦女達八年之久的研究，該研究解除了咖啡因與酒精對於排卵失調性不孕症的責任，而把矛頭指向軟性飲料。根據所蒐集到的資料，不管含不含咖啡因，或者有無加糖，軟性飲料都與排卵失調性不孕症有關。研究者認為既然沒找到真正的罪魁禍首，所以值得再進一步探討。我覺得他們似乎忽略了一個重大因素——飲料的溫度。中醫或養生專家總是勸誡婦女少碰冰品冷飲，不過老外很少有此觀念。

對母體的影響

關於此點，咖啡擁護者倒是沒正面提出抗辯，或者須怪我查尋不力，沒找到相關資料。大致是孕婦若適量飲用咖啡，並攝取足夠的營養，應不致危害健康。

流產與死胎的風險

有學者專家指出，害喜現象代表胚胎著床與胎盤發展良好，有害喜現象的婦女的流產機率也就相對較低，而一些婦女一旦害喜，便會減少咖啡因攝取量，這使得咖啡因看起來好像跟流產有關似地。另外，會審慎攝取咖啡因的孕婦，照理說通常比較具有健康意識，而在懷孕期間內肆無忌憚地暢飲咖啡的女子，您覺得她們會很看重胎兒的健康嗎？這說明了其間因果關係極難建立，往往不是表面上看到的那樣。幾個相關研究無法做出具體結論，正因為研究方法上的考量，而二〇〇二年刊登於《食品與化學毒物學》的一篇文章，更是老實不客氣地痛陳，咖啡因攝取與生育風險之間的正相關，較容易出現在品質較低的研究之中。

加州衛生局、凱塞醫療中心研究部與加州大學舊金山分校的一項聯合研究，調查了五千多名孕婦，結果發現咖啡因攝取與流產之間並無顯著關聯，即使是每日攝取咖啡因超過300毫克的孕婦，流產風險只比不碰咖啡因的孕婦高出百分之三十「而已」，反而是在懷孕前三個月每天至少喝三杯低因咖啡的孕婦，流產風險是不喝低因咖啡孕婦的二點四倍。這倒是有些出人意表。

對胎兒發育的影響

《英國醫學期刊》有篇論文表示，孕婦每日攝取300毫克以下的咖啡因不至於影響胎兒發育，其他幾個研究的看法也如出一轍。發表在二〇〇五年五月號的《流行病學期刊》的一項研究，系統性地審視從一九六六至二〇〇四年之間，關於孕婦攝取咖啡因與生出畸胎風險關聯性的論文，其結論是：「沒有證據支持咖啡因對人類有致畸胎作用。」過去關於此主題的動物實驗往往使用高得離譜的劑量，而且人類與動物的消化代謝能力相去天差地遠，例如我們最好的朋友就無法跟我們一起共享巧克力。

對嬰兒後續成長的影響

丹麥奧爾胡斯大學醫院的研究發現，孕婦喝咖啡的習慣與嬰兒出生後的死亡率無關。

看來正反雙方旗鼓相當，全都言之成理，也各自備有具體事證，所以本席裁定各打五十大板後飭回。

話說我兀自為此事勞心傷神之際，號稱全球有上億讀者的大衛・魯賓醫師的音容笑貌驀然湧上心頭，在其名著《About Sex》中文第二版的第16頁或許提供了一個可行的解套方案。魯賓醫師有位本身是專業營養師的女病患問了一個頗發人深省（或該說錯愕）的問題：「醫生，我是吃全素的，不碰任何動物性食品，甚至不買皮衣，但是我喜歡口交。有天我突然想到，那我豈不是不算吃全素了。」魯賓醫師反問她說：「那妳怎麼辦？」她回說：「……最後我終於想出一個辦法，我還是做，而且還是很喜歡，但是我不吞下去，連一滴也不吞。」

當初我翻譯到這裡，覺得該位營養師未免是在自欺欺人，沒想到多年之後，我反而要將她的作法推薦給很想喝咖啡但又深懷

疑慮的懷孕及授乳中的女性朋友——還是可以喝，不過不要吞進肚子裡去。其實咖啡飲者擁有更多的選擇，畢竟市面上多的是去咖啡因的咖啡，卻還沒有去精蟲的精液（就這點而言，患有無精症的男士們有可能因禍得福哩）。

什麼？您說：「這個建議簡直是廢話，老娘這麼高雅端莊，總不成叫老娘在眾目睽睽之下喝一口、吐一口吧！」好吧，既然魯賓醫師壓不住陣腳，我只好請出更大的後台來撐腰。英國女王轄下的食物標準局為孕婦所訂定的每日咖啡因攝取上限為200毫克，按照此一規範，喝出問題來的機率應當甚低。若您還不放心，那就儘可能在懷孕期間內避免攝取咖啡因，畢竟涉及到後代，最好不要冒任何風險。順帶一提，曾有學者專家為兒童每日咖啡因最大攝取量設定出建議值：每公斤體重2.5毫克。例如30公斤重的兒童，每日可以攝取的咖啡因總量應低於75毫克。

有個實際案例為此事平添幾許諷刺意味。一名婦女在懷孕期間內差不多完全戒除了所有含咖啡因的食、飲品，結果女兒還是

提早兩個月出世，而且在加護病房裡，用來提升她早產女兒呼吸
與心跳速率的藥物不是別的，正是咖啡因。

第十三章

菊花咖啡——咖啡灌腸法

　　以帶有禪意的清麗散文見長的作家林清玄，寫過一篇〈菊花普洱〉，裡頭是這麼說的：「我常常在喝菊花普洱的時候想，第一位把菊花加在普洱茶裡的人一定是生活藝術家，因為它們是花茶中的『最佳拍檔』，普洱濃沉，菊花清淡；普洱涵霉內斂，菊花香氣清揚；普洱好像大戶人家的厚牆高瓦，菊花則是牆內變化萬千的花園景致。」

　　當我知道有咖啡灌腸法這回事的時候不禁在想，第一位把咖啡灌進肛門裡的人一定是極端的咖啡愛好者，因為這勾當是咖啡的「終極應用」，肛門細嫩，咖啡濃醇；肛門涵蘊內斂，咖啡香

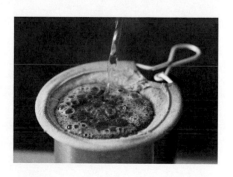

氣清揚；肛門好像通幽曲徑的入口屏障，咖啡則可一新門內變化萬千的花園景致。大衛‧魯賓醫師曾表示，醫學文獻記載過從病患直腸內取出的物體足夠開間小雜貨店，但他可萬萬料想不到，這間雜貨店還可附設咖啡雅座哩！

　　灌腸之法其來久遠，怕不有數千年歷史，據說蘇美、巴比倫、埃及、中國（似乎始於東漢醫聖張仲景）、印度、希臘等等古國都有此療法，連美洲古文明也有實施，可見人同此心，心同此理。至於究竟是誰率先讓消化道的終端也能享用滋味曼妙的咖啡，已無從查考起，可能是啟蒙時代某位醫生突然福至心靈，也或許是第一次世界大戰期間欠缺麻醉藥劑的德國醫療人員迫於無奈，不過可以肯定的是，將此法發揚光大的乃是生於德意志、終老美利堅的猶太裔醫師麥克斯‧葛森，而他所根據的是一九二〇年代德國兩位醫師的研究成果，並可追溯到一六九六年巴黎的一位醫生。葛森醫師之女夏綠蒂在一九七七年設立葛森研究院，繼續傳承發揚包含咖啡灌腸法在內的所謂「葛森療法」。

　　問題是灌腸法既然已經行之久遠，那麼為何要使用咖啡，而非沿用舊材料呢？再者，咖啡用喝的不就好了，有必要多此一舉

嗎？說到咖啡灌腸的好處，首先湧上我腦海裡的是小時候讀過的「賣香屁」的故事。想想看，倘若有人放出的屁竟然滿溢著碳燒咖啡的濃香，教人聞來心曠神怡，通體舒暢，那將是怎樣的一個光景？從今以後，不管是在溫暖的被窩裡，擁擠的電梯中，還是沉悶的課堂或會議上，都會有人衷心期待一股帶著甜香的氣息，從某人的後花園裡噴發而出。不過，這只是個完全不切實際的遐思，沒有任何文獻報告稍稍提到咖啡灌腸法有如此妙用。

　　按照日本醫師新谷弘實的說法，咖啡可要比一般的灌腸藥劑優越些。首先，「由於這種咖啡液是以咖啡豆為原料所製作出來的液體，不像瀉劑一樣含有強烈刺激腸子的成分，所以即使讓這種咖啡液流進腸內，也不會引起腹痛，嘗試後甚至會覺得舒暢，其實很容易被接受。」其次，「即使因此得到舒暢感，也不用擔心會上癮……以往只要提到灌腸，大多都會使用甘油等藥劑，利用藥劑的力量刺激腸子，強迫腸子蠕動起來，進而排泄。但這種強迫讓腸子工作的方式，存在和使用瀉藥或通便藥相同的風險……最後真的變成藥物依存症，不自主去依賴這種藥劑來排便。」

　　然而輕鬆、無依賴性地幫助排便並非咖啡灌腸法最主要的效用，排毒才是。咖啡灌腸如何能夠做到排毒呢，新谷弘實醫師表示：「理由是咖啡裡的咖啡因，能幫助擴張膽管，讓膽汁容易流動，進而促進肝臟發揮運作。肝臟是人體內最大的器官，主要負責將腸子裡的廚餘所製造出來的有害物質分解，將這些有害物質轉化為無害物，而膽管擴張有助促進腸到肝臟的排毒工作。」有人甚至將咖啡灌腸法比擬成「腸壁的血液透析」。

　　一九八一年李‧華登堡醫師與其同僚發現，咖啡裡的某些成分可以提升肝臟重要解毒酵素之一的穀胱甘肽轉化酶的活性，為咖啡灌腸法的解毒功效提供一個機制說明。那麼為何灌腸比用喝的有效，這是因為咖啡灌腸液裡的成分被腸壁吸收後，可透過腸肝循環系統直接作用到肝膽。此外，咖啡灌腸液既可對抗腸子發炎，又能刺激內臟神經系統，促進腸子蠕動，加速已然有毒的膽汁從十二指腸進入直腸，緊接著排出體外，如此一來，原本會被重複吸收達九至十次之多的糞便裡的膽汁，不至於被重複吸收那麼多次，減少身體受其所含毒素危害的機會。

葛森醫師極力提倡低鈉、高鉀、多微量營養素、以蔬果及全穀物為主的飲食型態，但這種飲食會讓原本累積在身體裡的毒素釋放到血液裡，大幅增加肝臟負擔，使人覺得昏沉倦怠，咖啡灌腸法則有助於肝臟解毒。他建議常人每天利用咖啡灌腸法一次，癌症病患可多達六次。

　　新谷弘實醫師在其著作裡說明如何在家DIY咖啡灌腸，網路上也流傳著一些相關影片，但如果您當真打算在家裡自己搞的話，有些事必須特別注意。新谷弘實醫師鄭重表示不能用市面上所賣的即溶咖啡，而「必須選用以品質好的咖啡豆所製作出來的咖啡液」，「最低底限至少也得使用沒有農藥殘留的有機咖啡豆才行」。他更進一步主張加入乳酸菌萃取液、寡糖、酵素、含有豐富礦物質的海鹽，至於糖和奶精，那就免了。此外，必須採用過濾掉不純物質後所得來的「好水」，剛開始不妨使用市售礦泉水，但千萬別用冰水，否則會降低腸內的免疫功能，所以尊臀肯定享受不到冰咖啡的清涼快意了。當然也不宜使用過熱的咖啡液，畢竟您不是在滷大腸，與體溫相當即可。

　　順帶一提，閱臀無數的新谷弘實醫師雖然十分推崇咖啡灌腸，但絲毫不推薦大腸水療，因為他認為那「往往會讓腸內變成高壓狀態，結果不但會傷害腸壁，也有可能造成憩室炎的惡化。而且這種機器化的清潔方式，會花上一段時間不斷在清洗整個腸內，很容易將腸內的礦物質也一起洗掉。」

　　有趣的是，新谷弘實醫師對於大腸水療的批評，也被人用來抨擊咖啡灌腸，甚至洋洋灑灑列出其十大危險：

　　一、孕婦及對咖啡因敏感者應避免接受咖啡灌腸。

　　二、插入異物進肛門可能造成撕裂傷。

　　三、灌腸用具重複使用可能造成感染。

　　四、將熱液灌進直腸裡可能造成腸道燙傷。

　　五、大量灌腸可能造成脫水。

　　六、過度運用刺激結腸神經的裝置，可能導致腸子功能下降。

　　七、可能導致對咖啡因上癮。

　　八、過度灌腸可能造成電解質失衡。

　　九、灌腸劑加入咖啡並未被證實比單純的生理食鹽水有效。

　　十、此法不能讓腸子排出致癌毒素，徒然耽誤就醫。

以上前四項倒是無可辯駁，確實要謹慎提防。除了孕婦之外，兒童其實也不宜接受咖啡灌腸。一般人剛開始時應使用較少的咖啡，確定自己對咖啡沒過敏後，再逐漸增加劑量。咖啡灌腸會造成脫水和腸子功能下降的說法，應該是出於臆測，沒聽說過有這樣的案例。葛森醫師建議的使用次數委實太高，偶一為之尚可，天天都來這麼一下，實在沒那個必要，如此一來，自然不易造成對咖啡因上癮。礦物質多半在小腸、昇結腸、橫結腸裡就被吸收掉了，少有咖啡灌腸液能到達這些地方去沖洗掉礦物質，再者咖啡本身即含有礦物質，所以應該不至於造成電解質失衡。咖啡灌腸促進排便的效果如何，乃因人而異，新谷弘實醫師著重的是此法不致引起腹痛，也不會養成依賴性，倒是沒說它格外促便。

　　最大的考量應該是第十點，畢竟排毒是其所宣稱的最主要效果，要是沒效，何必平白無故浪費好咖啡呢？還說要用有機、非即溶的，嘴裡喝進去的不見得有這麼講究哩！光是浪費還不打緊，即使咖啡灌腸法本身無害，但若延誤就醫，那就成了「屁股洗spa沒殺死伯仁，伯仁卻因屁股洗spa而死」。

　　其實葛森療法充其量只能算是另類療法，因為缺乏系統性的臨床實證，並未得到正統醫學界的認可，甚至因其明目張膽地宣稱能夠治療癌症，所以頗受抨擊。然而現在也有正統醫學界人士認為葛森醫師關於飲食的主張不無道理，就算對癌症沒有治療之效，或仍具有養生之功。

　　至於咖啡灌腸解肝毒這碼子事，即使是丁一確二，我依然沒打算灌溉自己的皇家後花園。咖啡，還是用喝的就可以了。

第十四章

抗氧化

　　我有個當醫生的高中同學說過一句饒富禪意的話：「我們為什麼會死，那是因為我們要活。」這很有《老子道德經》「禍兮福之所倚，福兮禍之所伏」的意味，也透著《心經》「不生不滅、不垢不淨」的玄思。他接著說明，人類舉凡呼吸、飲食，以及進行種種的生理活動，都會造成氧化作用，而該作用會反過頭來傷害人類的身體，最終造成死亡。這段話在當時我已不算幼小的心靈裡，留下深刻的印象。

　　數年之後，幾位老同學相聚於一個小酒館裡，吃著不怎麼符合養生之道的異國美食（我選的餐廳），那位早已從心臟內科轉

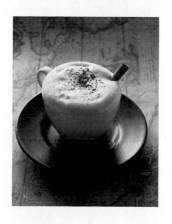

向抗老化研究的醫生同學延續著氧化作用的話題，只是這次的重點進展到「自由基」（free radical）。其時我已進入生技產業，對自由基略有知悉，還打算以之做為一本科幻小說的英文標題哩！只是既然有專家與美食在前，我不好意思在關老爺面前耍大刀，於是把嘴吧空出，少發言語，儘顧著大快朵頤。

說了一串，那麼自由基究竟是啥玩意呢？從英文字義來說，free radical或可直譯為「自由的激進份子」，也有學者將之比喻成渾身精力瀰漫、到處惹是生非的流氓。說得學術些，自由基就是帶有一個單獨不成對電子的原子、分子或離子，可能在人體的任何部位產生，特別是有「細胞能量工廠」之稱的粒線體，具有高度的自由能與活動性，往往會以特有的氧化作用來搶奪鄰近分子的電子，再透過骨牌效應造成細胞傷亡，然後「積微成損，積損成衰，從衰得白，從白得老，從老得終」。有科學家估計，大約百分之八十至九十的老化症與退化性疾病跟自由基脫不了干係。

然而，並非所有的單身男女都會奪人所愛，淪為千夫所指的「單身公害」，同樣地，自由基也有好壞之分，倒也不是純然為惡，例如有些自由基擔負起免疫之責，擊殺入侵的細菌、

病毒或癌細胞。在幾部好萊塢電影裡，平素魚肉鄉民的黑幫份子一旦面臨國家危急存亡之秋，竟也挺身而出，執干戈以衛社稷，大概是基於「皮之不存，毛將焉附」的道理。還有些自由基參與了細胞內相當重要的新陳代謝，此外，男人勃起得靠一氧化氮這種自由基來使陰莖充血，至於充血之後是要秉承蔣公遺訓，創造宇宙繼起之生命，還是僅為逞一時之快，那就遠遠超出本文討論範疇了。

人體本身即具備清除自由基的能力，只是總有漏網之魚，而且該能力會隨著年齡漸增與身體漸弱而衰減，於是保健之網愈來愈大洞，所漏之魚愈來愈大尾，因此如何適當補充具有清除有害自由基功能的抗氧化物質，也就成為當今保健養生的重要課題。

雖然學者專家們對於咖啡預防疾病功效的看法南轅北轍，但總算他們對於其抗氧化能力沒有太大分歧，至少從我蒐集到的資料看起來是如此。二○○六年七月號的《美國臨床營養期刊》隆重揭示了抗氧化英雄榜，咖啡抗氧化物質的含量，在一千多項從美國農業部取得的食物樣品當中高居第六名，只遜於黑莓、胡桃、草莓、朝鮮薊與蔓越莓。其實咖啡在這項「超級比一比」裡

頭吃了不小的悶虧，因為接受評比的份量僅為6盎司（約170毫升），而目前市售小杯咖啡的份量是8盎司（約226毫升），假使當時是用這個份量甚至是中杯（12盎司）來比較的話，那麼咖啡的排名很可能還會往前挺進，甚至獨占鰲頭也說不定。

在其他幾項抗氧化物質含量評比裡，咖啡果不其然地大獲全勝，而且是壓倒性的勝利，比綠茶、紅茶、各種酒類、多種蔬果汁、醋、可樂、可可等等全都高出一截，例如有項研究估計出每100克的咖啡約含97毫克的酚酸，而等重的茶則只含30至36毫克，在另一項抗氧化活性的比較裡頭，該差距遠更懸殊。這或許說明了為何對於某些疾病，咖啡似乎具有不錯的預防效果，茶則顯得力有未逮。

人或許生而自由平等，但在咖啡的國度裡絕無此事，而咖啡的價位與其珍稀性或口感比較相關，跟對健康的助益則是八竿子打不到一塊兒。目前兩大咖啡品種是阿拉比卡和羅布斯塔，前者因秉性嬌貴，抗病力差，照顧不易，產量亦低，所以價格比後者來得高，特別是生長在較高海拔的阿拉比卡品種。然而就抗氧化物質來看，後者的含量可達前者的兩倍，不過這是用生豆來做比

較，烘焙後，其間差異就沒那麼顯著了，例如有報導指出，一杯200毫升的阿拉比卡咖啡約含70至200毫克的綠原酸，而同等份量的羅布斯塔咖啡則含70至350毫克的綠原酸。

　　與一般的看法有些出入，綠原酸雖是一種富含於生咖啡豆裡的強力抗氧化物質，但對於保衛升斗小民日常健康一事上，可能並未挑起大樑扮主角，因為極少人平素沒事會啃生咖啡豆，而生咖啡豆經過輕、中度烘焙後，綠原酸的含量大約會減少百分之十九至四十五，重烘焙的破壞更為劇烈，而且人體只能吸收大約三成的這玩意兒，其餘的會被分解與排出，起不了多大的抗氧化作用。

　　「失之東隅，收之桑榆」這句成語套用在這裡，可說是再貼切也不過。烘焙雖會破壞生咖啡豆裡的綠原酸，卻可透過所謂的「梅納反應」來產生多樣而豐富的抗氧化物質，而咖啡的抗氧化活性在中度烘焙之下達到最頂盛，過度則會適得其反，比生咖啡豆還不如，殘存的綠原酸恐怕還難以吸收哩！

　　除了品種、烘焙程度之外，影響咖啡抗氧化能力的重要因素還有製備法，也就是把咖啡從難以入口的固體，轉變成為可

供享用的液態的方式。寫到這裡，我不禁要大聲嚷嚷：「在不
計其數的關於咖啡的研究論文當中，終於看到一篇台灣本土的
了。」那是由中華醫事科技、中興、南台科技等三所大學的六
名人員共同完成的〈不同製備法製得咖啡之抗氧化性及咖啡
因含量〉一文。我之所以如此興奮，是因為可以直接引述其摘
要，用不著多費精神翻譯，當然也很欣慰，總算有國內學者關
注到這個據說有四分之一台灣人口在享用的飲品跟健康之間的
關係。該論文的摘要為：

　　「本研究採用常見之咖啡製備法來製得咖啡，並比較其對
DPPH自由基的清除效用，結果顯示在所用劑量範圍內所有製備
的咖啡均具有清除能力，依序為美式（American-style）＞義式
（Espresso）＞虹吸式（Syphon）＞摩卡壺（Moca）≒滴漏式
（Drip）＞冰滴式（Ice-drip）（67.56，59.29，52.47，46.65，
43.79及14.41％）。在清除羥自由基之作用上當添加劑量為
25μl時依序為義式≒美式＞虹吸式＞摩卡壺＞滴漏式≒冰滴式
（50.56，49.31，43.48，40.30，24.66及23.78％），均較對照組
之甘露糖醇（0.5mg/ml）來得高。總酚之含量依序為美式＞義

式＞虹吸式＞摩卡壺＞滴漏式＞冰滴式（4.138，3.181，2.471，2.317，2.034及0.842mg/g沒食子酸當量）。而類黃酮類含量則依序為美式＞義式＞摩卡壺＞虹吸式＞滴漏式＞冰滴式（0.319，0.250，0.149，0.138，0.060及0.035mg/g檞皮酮當量）。上述結果顯示具有強清除自由基能力之咖啡中總酚或類黃酮含量也高。咖啡因含量分析則依序為美式＞義式≒摩卡壺＞虹吸式＞滴漏式＞冰滴式（0.947，0.699≒0.672，0.592，0.410及0.330mg/g），此與咖啡製備時的萃取時間和溫度呈現正相關。最後在總固形物含量之分析上發現，各種製備法製得咖啡之清除自由基能力、色澤深淺、總酚、類黃酮及咖啡因含量均與總固形物含量成正相關趨勢。因此，能萃取較多總固形物之美式或義式咖啡其清除自由基能力、色澤深淺、總酚、類黃酮及咖啡因含量均較高，而滴漏式及冰滴式咖啡則反之。」

　　看起來常被譏嘲為淡而乏味的美式咖啡大概要鹹魚翻身了，至少在抗氧化這碼子事上得與義式咖啡並駕齊驅，而凌駕於其他常見製備法之上，只不過此製備法所得的咖啡因含量也比較高，這又應了「禍福相倚」的至理名言。

　　國外一項驚人的發現是，美國人日常飲食當中最主要的抗氧化物質來源不是別的，正是咖啡，幾乎占了高達七成的比重。這項發現至少反映出兩個重點：首先，咖啡對於保衛一般美國人的身體健康，一直擔負著重責大任；其次，美國人的飲食已經嚴重失衡到匪夷所思的地步。發表該研究報告的美國斯克蘭頓大學教授喬‧文森即嘆道：「很不幸地，消費者仍然沒吃足量的蔬菜水果，從營養的角度總括來看，蔬菜水果對您比較好，因為擁有較多的維他命、礦物質與纖維。」

　　是啊！弱水三千，何單取一瓢飲之？即使咖啡的抗氧化物質含量與活性傲視群倫，但是大自然供養我們這麼多具有高抗氧化能力的蔬果植物，實在不該獨鍾一味，況且不同的食物含有不同的營養成分，而均衡的飲食對於維持健康殊為緊要，所以還是適量喝咖啡，並且要多吃幾種蔬果植物。

第十五章

咖啡因

　　雖然咖啡所含成分數以千計，咖啡因的含量僅占其中一小部分，但是一涉及健康，學者專家與尋常百姓還是不約而同，把焦點集中在咖啡因上頭。這也難怪，畢竟咖啡因存在於咖啡、茶、可可、可樂，以及一些提神飲品與藥品當中，是當今世上最廣受使用的提神物質，其作用廣泛、立即而明顯，還被《上癮五百年》一書標榜為成癮性物質之首，所以很容易招致萬千關注在一身。我自然不能免俗，得用專章討論之。

　　據說咖啡因的發現與德國大文豪歌德有關，此翁頗富求知精神，七十歲那年（一八一九年）突然福至心靈，很想知道為何

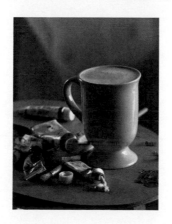

「咖啡一杯詩百篇，夜長漫漫難成眠，老婆呼來不上床，自稱俺是夜遊仙」，於是要求初逢乍遇的年輕天才化學家隆格找出咖啡裡的提神物質，隆格果然不負大文豪所託，幾個月後成功分離出咖啡因來。

　　大家耳熟能詳的咖啡因，是一種嘌呤類（俗稱普林）的植物鹼，醫學名稱是讓人莫測高深、肅然起敬的「三甲基黃嘌呤」，當純化時，其形態為白色結晶狀粉末，味道很苦。那麼咖啡因到底有何作用、又是如何作用的呢？要回答這些問題，得召喚一些配角出來陪襯陪襯。如同以前提過的，咖啡因被人體吸收後，很容易進入腦部而作用在中樞神經上，並能拮抗腺苷與腺苷受體的結合，抑制褪黑激素的分泌，還可刺激腎上腺素分泌，進而發揮提神醒腦的功效；而咖啡因之所以能夠改善心情，則可能是透過影響多巴胺、血清素和乙醯膽鹼之類的神經傳導物質來達成，並刺激大腦的快樂中樞，這樣的作用機制類似於安非他命、古柯鹼和嗎啡，難怪喝咖啡會上癮，只不過其毒性小得多，而且還具有不少保健功效。

如果將一般咖啡與低因咖啡做番比較，拿目前的研究所得稍加琢磨便可察覺，除了關於第二型糖尿病的預防等寥寥數項之外，一般咖啡的保健功效竟然優於低因咖啡，幾乎要讓人對咖啡因刮目相看了——原來這玩意兒也不盡然那麼糟，對身體到底有些好處。至於有什麼好處呢，那就甭提眾所周知的振奮精神、改善情緒、提升學習與工作效能了。研究顯示，咖啡因可以利尿促便、幫助消化、消脂減肥、促進新陳代謝、提升耐力與運動表現、預防失智、降低罹患腸癌與皮膚癌風險，在正統與替代性療法裡，還被用來治療血管性頭痛、氣喘，提高血壓過低者的血壓，增加早產兒的心跳與呼吸速率，預防膽結石等等，不少處方與非處方藥物裡都含有咖啡因。此外，一般咖啡也比低因咖啡更能降低罹患肝癌的風險，前者抗氧化物質的含量也高於後者。

　　一些蟲草屬真菌具有抑制腫瘤的功效，這可能是化學結構類似腺苷的蟲草素會搶著跟腺苷受體結合，因而導致腫瘤細胞的RNA提早凋亡。霸道的咖啡因也會搶著跟腺苷受體結合，說不定因此而有助於降低罹癌風險，不過這僅是我個人的臆測。大家

可自行驗證的倒有一項：驅蟲。有人說蟲草是一種天然的殺蟲劑（但特定的蟲草菌專殺特定的昆蟲），咖啡因則是天然的驅蟲劑，所以喝咖啡後或許比較不會受到蟲子騷擾，不過您營養美味的鮮血對蚊蟲的誘惑，可能遠大於這些小傢伙對咖啡因的厭惡，所以要是您喝了咖啡後仍被叮得體無完膚，可千萬別找我算帳。

有人著實費了番工夫，整理出咖啡因的口服有效劑量，當然，攝取多少才會發揮功效，其實是因人因狀況而異，以下所列，僅供參考：

解除頭痛或提神：每天250毫克。

消除疲勞：150～600毫克。

提升運動表現：每公斤體重攝取2～10毫克，但若一天攝取超過800毫克，可能無法通過某些運動賽事所規定的尿檢。

減重：常用劑量為200毫克咖啡因加上20毫克的麻黃素，一天三次。然而這種組合可能會導致心跳速率與血壓大幅升高，所以有心臟病、高血壓、糖尿病、甲狀腺亢進，或相關疾病者，應該避免。

針對接受硬脊膜麻醉後的頭痛：300毫克。

預防膽結石：每天400毫克或以上。

預防帕金森氏症：男性每天攝取421～2716毫克咖啡因具有最低罹患帕金森氏症風險，但每天攝取124～208毫克即具統計上的顯著效果。對於女性而言，似乎以每天一至三杯咖啡的預防效果最好。

好了，說了太多咖啡因的好處，現在得提提其缺點，以示公平。首先，本文開頭第一段就言明，咖啡因具有成癮性，因此在主動戒除或被迫沒得喝時，會產生頭痛、哈欠連連等戒斷反應。其次，咖啡因雖會讓情緒亢奮，然而一旦受咖啡因激發的腎上腺素消退後，疲倦感或莫名的沮喪可能會隨之而來，正由於咖啡因對情緒有如此複雜的影響，躁鬱症患者還是少碰為妙。剛攝取咖啡因後，心跳速率、血壓、血糖都可能升高，這對一般人無妨，但已有這些方面問題的病患卻要留意。同樣地，咖啡因雖非造成骨質流失的主因，有骨質疏鬆問題而且鈣質攝取不足的人應該謹慎使用，切勿過量。孕婦代謝咖啡因的速率通常較慢，所以喝咖啡要比一般人更加節制，嬰幼兒則最好避免，餵哺母乳的婦女可別把自己的乳房轉變成免插電、攜帶型咖啡機，而讓寶寶暢飲

「雙峰拿鐵」。打算懷孕、努力做人當中的女士們也該少喝咖啡，男士倒無須為此事忌口，反而咖啡因或許有助於小蝌蚪們跋山涉水，勇往直前。

咖啡因的其他壞處是會造成失眠、焦慮、心悸、胃酸過多，過量攝取則可能引發頭痛、胸悶、噁心，甚至耳鳴及眼壓升高，當真超大量可是會出人命的，不過得於短時間內急灌下一百杯左右的咖啡，才能達到致死劑量，那時更可能是因為撐破肚皮而死，而非由於咖啡因中毒而亡。反正一般人每日咖啡因攝取總量以300毫克為上限，有健康疑慮的則須採用更嚴苛的標準，例如每日200毫克以下，甚至更低，而這該計算進其他食飲品與藥物裡的咖啡因。

還須注意的是，咖啡因和咖啡裡的其他物質也許會跟一些營養素、食品、藥物交互作用，飲者不得不慎。各位看倌可能會覺得，不過就喝杯咖啡嘛，何必搞得如此慎重其事，又不是要考醫師執照，況且連醫師也不見得弄得清楚這麼許多。要為自己辯護，我只好祭出大衛·魯賓醫師關於性事的箴言：「知道更多，

享受更多。」喝咖啡也是一樣，尤其是關係到普羅大眾跟自身的健康，知道多些，總是好的。

　　首先，咖啡因會造成鈣質溶解於尿液中而被排出體外，還可能影響維他命D的吸收，這對於骨頭來說，可不是什麼值得稱許的好事。咖啡因也會耗損掉維他命B6，而維他命B6是合成「黑暗荷爾蒙」（褪黑激素）之所需，也跟恐慌、憂鬱有些牽扯。另有研究發現，咖啡或許會影響鐵與鋅的吸收，不過欠缺明確充足的人體試驗實證。除了茶、可可、巧克力、可樂之外，瓜拿那和一些植物也含有咖啡因，而這些植物常被用來製成提神飲料，計算每日咖啡因攝取總量時，可不能予以忽略。抽菸會加速咖啡因的代謝，使其作用大打折扣，必須多攝取些才感受到效果，所以不少老菸槍若非酗酒，便是酗咖啡，或二者皆酗。

　　關於咖啡與所服藥物之間可能具有的交互作用，接受治療中的病患不妨詢問一下醫生，免得發生什麼意想不到的事。例如有些抗生素、抗組織胺藥劑會減緩人體分解咖啡因的速率，因而強化咖啡因的效果及副作用。另外，像是抗憂鬱劑、支氣管擴張

劑、血管收縮劑等等都具刺激效果，不宜與咖啡因同時使用。天下藥物成千上萬，其他的就留給專業人士去判斷吧！

第十六章

低因咖啡

　　既然德國化學家隆格先生在一八二〇年分離出咖啡因來，低因咖啡自然而然也就應運而生。不少人會問：「是否低因咖啡比一般咖啡健康？」答案是：「不見得。」將先前的討論統合起來看，咖啡因對健康具有正反兩面的作用，因此很難斷言去除咖啡因的咖啡比較健康。

　　好，換個方式來問：「不求有功，但求無過，那麼低因咖啡是否比一般咖啡安全？」答案依舊是：「不見得。」各位切莫著惱，我不是故意要仿效保守謹慎的學者專家們模稜兩可的語氣，只不過實情的確如此。這裡必須順便強調一下，低因咖啡並非完

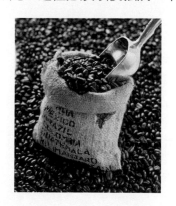

全不具咖啡因，只是含量較低罷了。根據衛生署的規範，每100
毫升的咖啡液裡含2毫克或以下的咖啡因，可宣稱為低因咖啡，
所以任何咖啡只要夠稀，就算得上是低因，只是沒人想喝。

　　低因咖啡到底是怎麼製造出來的，當然不是哈利‧波特口
中唸著神祕咒語，煞有介事地將手裡的魔法棒往咖啡一指，其
中的咖啡因便神奇地憑空消失，雖然當初隆格之所以能夠承蒙
歌德託付來尋找咖啡裡的提神物質，主要是因為他把自己搞得
好像魔法師一般，一直賣弄著讓貓咪瞳孔放大的把戲（藉著滴
入一種植物萃取液到可憐貓兒的眼睛裡）。既然萃取出咖啡因
這件事是由化學家披掛上陣，可想而知，這勾當一開始肯定會
牽扯上化學溶劑。

　　最早找出咖啡因的是德國人，而最早量產低因咖啡的還是德
國人──魯德威格‧羅塞流斯，只不過其間相距八十多年而已。
羅塞流斯是個咖啡豆進口商，有回赫然發現漂洋過海的生咖啡豆
一旦浸過海水，其咖啡因含量便大減，於是靈機一動，延請一批
化學家在一九○三年發展出萃取咖啡因的新技術，並在一九○六

年創立公司來量產低因咖啡，該公司發展成為跨國企業，後來被著名而巨大的卡夫食品收編。

您若以為羅塞流斯用來萃取咖啡因的溶劑是大西洋的海水，那就差了不止十萬八千里，其實連太平洋、甚至青海的也不是。他固然有用鹽水，但真正的主角乃是具有毒性的苯溶劑，為這整件事平添不少諷刺意味，畢竟不少飲君子喝低因咖啡，是為了想要避免咖啡因對於健康的可能危害。在不計其數的人次喝過去因加苯咖啡之後，萃取咖啡因的溶劑才改用相對安全的二氯甲烷或乙酸乙酯。前者沸點甚低，約莫攝氏40度便揮發掉了；後者存在於水果當中，因此有些業者以「天然」做為訴求，實際上他們所用的乙酸乙酯是人工合成的，不然的話，那得犧牲掉多少水果，才能勉為其難地製造出一杯低因咖啡！雖然美國食品藥物管理局為這兩種溶劑的安全性背了書，不過仍然無法完全免除掉一些疑慮，包括對於人體健康與自然環境的傷害（有人認為二氯甲烷可能會致癌），姑且不論對於咖啡氣味口感的影響。

既然有機溶劑的問題不少，那麼使用水應該就錯不了吧，於是這世界有了「瑞士水處理法」。各位看倌切莫誤會，對於去除

咖啡因，瑞士的水可沒有什麼與眾不同的神奇作用，實因該法首創於一九三○年代的瑞士，所以才冠上瑞士之名，現在還在利用這法子去除咖啡因的公司，位於加拿大溫哥華附近。此法與間接式溶劑處理法差異不大，稍作簡介，以讓讀者知道梗概。

瑞士水處理法是將生咖啡豆浸泡在熱水中，使其包括咖啡因在內的可溶物質溶解於水中，然後移除豆子，讓該液體流過一種特製的木炭過濾器，以攔截咖啡因。接著放入新的生豆於去除咖啡因的咖啡液裡，基於擴散原理，這回從生豆溶出的主要是咖啡因，其餘的可溶物質釋出不多。重複以上程序，直到豆裡的咖啡因含量低到符合標準。此法雖未使用有機溶劑，但是木炭多少會吸收咖啡因以外的成分，因而減損咖啡風味，且其去除咖啡因的效率不及有機溶劑。

間接式溶劑處理法用的不是木炭，而是有機溶劑，在咖啡因溶解於溶劑後，再將溶劑蒸發掉。直接式溶劑處理法則是先將生豆蒸30分鐘左右，使其鬆軟，然後直接浸在有機溶劑之中約10小時，再設法去除有機溶劑。不管是直接式或間接式，難保完全沒

有化學溶劑殘留，且其程序繁複，所以低因咖啡的成本比一般咖啡高出一截，也不無道理。

目前去除咖啡因有個超時髦的手段，正是所謂的「超臨界流體萃取法」，光是名稱就要讓人肅然起敬了，實際作法更教人咋舌，因為得先將二氧化碳加壓至73到300個大氣壓（視配合的溫度而定），使之處於固、液、氣三態的臨界點，亦即「三相點」，然後把事先蒸過的生豆浸於其中數小時，讓咖啡因溶出，再使二氧化碳氣化。二氧化碳雖跟全球暖化牽扯不清，彷彿成了人人喊打的過街老鼠，但基本上無毒，沒有殘留的問題，然而這法子所需設備價格不斐，自然會反映在售價上。

更新奇的方法是台灣工研院所研發的咖啡因吸附微膠囊，構想是將微膠囊製成茶包，放入泡好的咖啡或茶飲中以吸取咖啡因。該構想雖不錯，但還未成為商品上市，而且是否真能有效吸取咖啡因而不影響風味，並經濟實惠，亦不會影響環境與健康，仍有待評估，大家不妨拭目以待吧！

另一個途徑是直接從咖啡豆下手，謀求培育或尋找出可結成低因豆子的咖啡樹。首開人工栽植先例的應該是夏威夷的學者專家，

在上個世紀末便從事於基因工程研究，試圖培育低因咖啡樹，卻只聞樓梯響，不見人下來，該計畫最後不知所終。日本一個研究小組倒是做出實質成績來，在二○○三年利用基因重組技術成功培育出還算低因的咖啡樹，不過一方面其風味受到質疑，再者大家對基改作物有所忌憚，所以從這方向看出去，前途一片黯淡。

巴西是當今全世界最大的咖啡生產國，咖啡是其經濟命脈之一，甚至有個總統因為咖啡而取得政權，最後也因為咖啡而含恨飲彈自盡。二○○四年巴西科學家宣稱發現一種天然的低因阿拉比卡咖啡樹，順便把前一年日本的基改咖啡樹批評一番，此舉沒惹惱日本，衣索比亞倒是跳出來予以重砲轟擊，怒斥巴西佬盜取衣索比亞國寶，衣國將不惜動用外交、法律各種途徑來討回公道。

順帶一提，我在美國吃過衣索比亞菜，知道的人都一個反應：「吃什麼？啃樹皮嗎？」這誤會可大了。要知道，衣索比亞可能是現代人類的出生處，也是阿拉比卡咖啡樹的種源地，更是咖啡的天然基因庫，若非本是個得天獨厚的世外桃源，何以致之？有學者指出，當地在二十世紀所發生的震驚全球的大飢荒，

可能是氣候變遷的結果，而變遷的根本原因則是數典忘祖的工業化國家所造成的。此外，咖啡是全球僅次於石油的第二大農礦出口品，低因咖啡市值占十分之一，而且前途看漲，商機無限，衣索比亞原本可以靠天然的低因咖啡來賺取鉅額外匯，哪裡知道地球另一端憑空殺出個程咬金來，硬生生把偌大一條綠色金脈給咬走，是可忍，孰不可忍！巴西主其事的學者專家連忙召開記者會為自己叫屈，並把來龍去脈解釋一番，還表示此舉大大有助於延續咖啡香火。衣國接受其解釋，並與巴國達成協議，說是要共創雙贏，一觸即發的外交大戰竟和平落幕。

美國國家衛生研究院有個研究發現，喝低因咖啡可能會強化罹患心臟病的風險因素，喝一般咖啡卻無此現象。該研究將187位受測者分為三組，一組每天喝三到六杯一般咖啡，另一組喝等量的低因咖啡，第三組則不喝咖啡，實驗為期三個月，結果發現喝低因咖啡那組的脂肪酸增加百分之十八，脂蛋白元增加百分之八，而這兩種物質會促進壞膽固醇的生成，提高罹患心臟病的風險，另兩組則無顯著變化。該研究成果發表於美國心臟協會的會議中，而研究負責人羅伯·蘇波寇博士露骨地表

示：「與人們多年來的想法剛好相反，我相信有可能強化心臟病風險因素的並非一般咖啡，而是低因咖啡。」不過他也說，要是每天只喝一杯咖啡，那麼他的研究就無關宏旨了，因為這樣的飲用量算是相當低的。

　　其他一些研究還發現，喝一般咖啡有助於降低罹患心臟病風險，而這要怎麼解釋呢？有個中國老兄曾經打趣說：當你對於某些事想不通的時候，一想到這裡是中國，那麼再怪異的事也就合情合理了。然而，咖啡之於健康這回事跟中國扯不到一塊兒，所以得運用別種思維。我倒認為不管什麼事，一旦想不通，那就回到事物的本質。據說美國太空總署曾耗資數千萬美金，研發出可在太空中書寫的原子筆，俄國太空人則一直使用老掉牙卻很管用的鉛筆。反正就是寫字嘛，有非用原子筆不可的理由嗎？想想看，我們為什麼要喝咖啡？咖啡因當真那麼可怕，非去之而後快？低因咖啡真的比較健康安全？咖啡去咖啡因是否就跟冰沙去冰一樣地荒謬？人們大費周章地研發低因咖啡，是否就跟美國太空總署研發太空原子筆差相彷彿？

　　歸根究柢，或許喝咖啡的最好策略就只是──適量。

第十七章

即溶、即飲、代咖啡

德國人在化學方面很有一套，不但領先各民族，頭一個萃取出咖啡因，並量產低因咖啡，還應越南咖啡業者之託，研發了「擬真」麝香貓咖啡。日本人則極擅長搞隨身物品，有人調侃說和服即是一種可以走到哪、睡到哪的可攜式寢具，所以徹底改變人們聆聽音樂習慣的隨身聽是由日本人發明的，似乎顯得順理成章，天經地義，再自然不過。雖說如此，一向講究茶道的日本人，竟也創造出能夠走到哪、喝到哪的即溶咖啡，那就既在情理之中，又在意料之外。

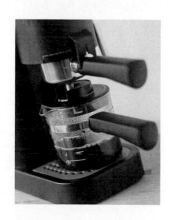

原來這物事的發明者是住在芝加哥的日裔化學家加藤覺先生，他成功地在一九○○年研發出即溶咖啡的生產法，並於次年在紐約水牛城的泛美博覽會中銷售成品，一九○三年取得美國頭一個即溶咖啡的專利。其實早在一七七一年的英國，就有人試圖開發即溶咖啡，美國人則在一八五三年將咖啡製成糕餅狀（我想應是類似於普洱茶餅的樣子），並在南北戰爭期間試用。不過早於加藤先生的幾個嘗試都不算成功，因為所製造出來的成品保存不易，很快就發臭，不具商業價值。

話說喬治‧華盛頓不但創建美利堅共和國，也可算是龐大的即溶咖啡王國的締造者，不過這兩碼子事相隔至少一百三十年。跟美國國父同名同姓（似乎具有血緣關係）、旅居瓜地馬拉的歐洲人喬治‧華盛頓（下稱小喬），在一九○六年研發出改良版的即溶咖啡，而於一九一○年歸化美國時，順便把他的偉大發明帶進美國，從此稱霸即溶咖啡市場幾達三十年之久，直到雀巢與其他大廠先後殺進，小喬方才敗下陣來。

一九一八年第一次世界大戰期間，美國軍方徵調小喬所有的即溶咖啡給美國大兵使用，戰後需求雖銳減，但在美軍涉入第二

次世界大戰後，即溶咖啡再次獲得空前成功，並隨著戰火蔓延而推廣到全世界，不過江山代有才人出，此時供應即溶咖啡給美軍的廠商，已多了雀巢和麥斯威爾等品牌。據說盟軍轟炸德國佔領區時，偶爾也會空投下咖啡豆，好打擊當地的民心士氣，這做法簡直比丟炸彈還要冷酷。如果盟軍具有前瞻性的話，應該空投更方便好用的即溶咖啡，以利後續推廣。

咖啡正式傳進歐洲，起源自一五七一年威尼斯力挫土耳其艦隊，取得咖啡的貿易權，以及一六八三年土耳其帝國兵敗維也納，留下數十麻袋的咖啡豆。美國人喜歡替一些玩意兒取小名，例如膩稱馬桶為約翰，管男人那話兒叫狄克，並把咖啡喚作喬（Jeo）──這一方面可能跟小喬先生有些牽扯，另一方面則是因為美國大兵的膩稱正也是喬。一九五〇年代美軍協防台灣時引進即溶咖啡，現在台灣人「喬」事情常用喝咖啡來當作代稱。看起來咖啡跟「喬」以及阿兵哥結下不解之緣，似乎冥冥之中自有定數。

即溶咖啡的通用製造法分為兩大類，一是噴霧乾燥法，另一則是由麥斯威爾咖啡率先在一九六三年採用的冷凍乾燥法。前者

是將咖啡萃取液從高處透過噴嘴噴灑而下，成為霧狀，並以大約攝氏兩百五十度的熱風來蒸發其中的水分。後者則是將咖啡萃取液降至攝氏零下四十至四十五度的低溫，製成顆粒狀，並在真空中加熱，讓水分昇華氣化。冷凍乾燥法的成本較高，但能保存較多的香味，高檔的甚至號稱口感不遜於研磨咖啡。噴霧乾燥法最受人詬病之處自然是香味的散失，不過新一代的製程可回收香氣，並灌回咖啡粉，藉以減輕此一弊病。

　　會使人體中壞膽固醇增加的咖啡油醇與咖啡白醇，據說即溶咖啡裡的含量較少，不過這點需要更多的研究才能證實。通用食品國際咖啡在一九七〇年代開始為即溶咖啡增添多種口味，這做法頗受消費者歡迎，但其後也衍生出一些健康上的問題。多年來市售即溶咖啡隨身包多為所謂的「三合一」，亦即除了咖啡粉外，還添加糖與奶精，甚至人工香料，這自然是為了迎合大眾口味，以換取商業利益，而非著眼於公共健康。目前市面上已有熱量較低的不含糖的二合一即溶咖啡隨身包了，也找得到連糖也不加的黑咖啡。此外，有些業者推出攙有保健原料的機能性咖啡，

多半是用來減肥，有些則號稱可以壯陽，至於功效如何，還有待驗證。

　　罐裝即飲咖啡的發明者，據說是上島咖啡的創辦人──上島忠雄先生。一九六九年的某一天，日本有班列車意外地提前發車（竟有這等事），原本在火車站內的咖啡店裡點了咖啡的客人不得不退訂。一般咖啡店的老闆碰上這種事，若非自認倒楣，就是要客人或火車站補償損失，現在的台灣人則會找來民意代表，戴上口罩大開記者招待會，然後一把眼淚、一把鼻涕地痛陳自己是如何地備受欺凌，列車提前啟動的背後一定有什麼不可告人的陰謀。古往今來挨蘋果砸頭的人不知凡幾，卻只有牛頓先生非但沒口誦三字經或四字母真言，還靈機一動，發現萬有引力定律。上島先生也是一樣，不過他發現的可不是什麼了不起的物理定律，而是無窮的商機，因此而發明了罐裝即飲咖啡。這故事有另一個版本，其中來不及喝完咖啡再上路的，正是上島忠雄本人。

　　幾年前有位科技大學的教授嚴詞指控說，市面上九成以上的罐裝咖啡都是化學咖啡，原料不外乎水、化學咖啡因、化學咖啡香料、奶精，成本很低，廠商賺得暴利。我沒直接聽到該教授的

言論，或許輾轉引述的過程中有所謬誤，不過上述說法委實太過
誇張。首先，廠商的利潤遠遠不如該教授所認為的，因為除了原
料之外，還有包裝、檢驗、倉儲、運送、人事管銷、廣告行銷等
等費用要支付，通路和盤商更是分去一大塊。這些倒也罷了，畢
竟多少有些直接貢獻，但是政府對飲料竟然徵收百分之八至十五
的貨物稅，末端售價又內含百分之五的營業稅，此外，貨物賣不
掉，廠商得認賠，賣掉賺了錢，另有稅要繳。在這些情況之下，
廠商還要榨出利潤並保持價格競爭力，能壓低成本的自然是消費
者看不到、卻與其健康最相關的原料和製程本身。

　　一般的罐裝即飲咖啡確實不乏化學添加物，其中除了迎合大
眾口味的香精、奶精、這個精、那個精之外，有些則是用來維持
產品長久保存而不變質的乳化劑，後者乃是為了求取方便所必須
付出的代價，至於划不划算，請飲者自行斟酌吧，反正我個人已
經很少喝即飲咖啡了，不管是罐裝、瓶裝、杯裝，還是什麼裝。
不過有些即飲咖啡裡的咖啡因是來自於咖啡萃取液，而非使用所
謂的化學咖啡因，據說國內有廠商進口豆子來自行萃取哩！比較
離奇的是，可樂裡頭的咖啡因是額外添加進去的，而非某個原料

內含的成分。這事曾在美國鬧上法院，後來提出控訴的政府單位無法證明咖啡因有毒，於是不了了之。

　　上述的科技大學教授還露了一手，用綠豆粉、焦糖黑色素、奶精、糖，以及少許咖啡，調製出具有咖啡風味的飲料來，嚐過的記者莫不嘖嘖稱奇，大讚神妙，不過該教授可不是要發表什麼創新配方，而是在爆黑心業者的料。話說回來，記者老爺大娘們若對咖啡史稍有涉獵，就會知道「代咖啡」早已存在於世上，只不過其中有些是蓄意魚目混珠，有些是為了避免咖啡因的副作用，有些則是出於萬般無奈的權宜之策。

　　一七七七年，在普魯士腓特烈大帝嚴令禁止民間私自烘豆後，有些窮人便利用菊苣、麥芽、玉米、無花果來製造代用咖啡，稱為Muckefuck（請各位看倌千萬別誤會，我並非蓄意夾帶四字母真言，實際上這單字在德文裡代表「咖啡替代物」），迄今德法諸國仍有些人在咖啡裡添加菊苣飲用。

　　一八九五年，東方有中日甲午戰爭，而在西方，美國人查爾斯‧波斯特用穀物製成代咖啡，名為波斯敦（Postum），並對正宗咖啡發動猛烈惡毒的文宣攻擊，把咖啡業者打得毫無招架之

力，最終以波斯特舉槍自殺收場。相當諷刺的是，波斯特罹患了
自己所大力宣稱咖啡會引發而波斯敦可治療的疾病，他的女兒及
女婿還於他過世後創立通用食品，並在一九二八年購併麥斯威爾
咖啡，大賺咖啡錢。

更加諷刺的是，日本政府在二戰期間將咖啡視為西方帝國主
義的象徵，因此禁止咖啡進口，不過就算無此禁令，其實也沒得
進口，縱使進口，貨船多半也會被擊沉，培養出一批具有咖啡癮
頭的魚兒來。這事之所以諷刺，一方面是因為日本當時是侵略
者，竟還指責對手是帝國主義者；再者，咖啡曾被西方人視為異
教徒的飲品，反而搖身一變，成為西方的象徵；三來，日本人發
明了即溶與罐裝即飲咖啡，行銷全球，賺進不少銀子。二戰期
間，日本民間有些人苦於無咖啡可喝，於是窮則變，變則通，用
百合或蒲公英的根、南瓜的種子、甘藷薄片，甚至橡樹的果實做
為代用咖啡，通常是把這些原料炒至焦黑後泡熱開水喝。台灣則
是有人把大麥和決明子炒一炒，以權充咖啡。

問題是並非把植物弄得黑褐焦苦，就能混充無因咖啡。除了
咖啡因之外，咖啡含有上千種的成分，光是與香味有關的，就有

數百種，而且其中很多是人類尚無法辨識的，這要如何加以模擬呢？另外，咖啡是強力的抗氧化劑，焙炒至焦黑的植物難保不含致癌物，有些人為了避免咖啡因的副作用，不但捨棄了咖啡本有的保健效果，還承擔更高的健康風險，這算盤怎麼打都兜不攏。當然，若把代咖啡做為戒除咖啡的輔助品，或是因為著實弄不到真正的咖啡，必須找個玩意兒來解解饞，那得另當別論。最等而下之的，則是拿廉價品來魚目混珠，欺瞞消費大眾，這樣的代咖啡，不喝也罷。

第十八章
咖啡的生技狂想曲

傑克‧尼柯遜在《一路玩到掛》裡飾演一位錢多到數不清的花花老爺，因為腦癌住進自己擁有的醫院，但是囿於先前本身所訂下的嚴規：「一間病房，兩個病患，絕無例外」，所以即使貴為醫院老闆，而且連美國總統也得徵詢他的意見，竟然必須跟他人共用病房。能成為這位兩屆奧斯卡影帝室友的，當然不會是泛泛之輩，果然其同房病友也是位捧過奧斯卡小金人的響噹噹人物——摩根‧費曼先生，他在片中飾演一個博學多聞卻時運不濟的汽車維修技工。

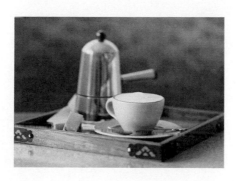

　　戲裡的傑克‧尼柯遜雖然臥病在床，還不忘享受美食，助理為他攜來金黃閃耀的虹吸壺，以及全世界最昂貴的咖啡──kopi luwak。在印尼話裡，kopi代表咖啡，而luwak意為麝香貓，合在一起便是名聞遐邇的「麝香貓咖啡」。博學多聞的摩根‧費曼自然知道這咖啡的出處，當傑克‧尼柯遜有氣無力地問他要不要嚐嚐看時，他予以婉拒，卻在其後兩人的旅途當中一再提起這咖啡，直到自己命在旦夕，才讓傑克‧尼柯遜知道這咖啡是來自印尼蘇門答臘一種樹貓的大便（不過麝香貓其實不是貓），兩人為此笑到飆淚。摩根‧費曼並非是在唬弄他那好享受的闊佬病友，這咖啡的的確確是這麼來的，但其背後有著一段咖啡農的辛酸血淚史，以及有點兒複雜的化學變化過程。

　　話說麝香貓盛產於中、東非和東南亞，是種夜行性的雜食動物，嘴很刁，品味亦高，會選食最香甜的成熟咖啡果實，然而消化不了裡頭的咖啡豆，往往一整坨、一整坨地排泄出來。印尼咖啡農眼看辛苦栽種所得竟落入尖嘴畜牲的糞便裡，一方面怒火中燒地極力設法捕殺這神出鬼沒的小傢伙，另一方面百般無奈地撿取糞堆裡的咖啡豆，忍著遭受他人的訕笑，自家人含淚飲用貓糞

咖啡，哪裡想得到這原本賣不了錢的排泄物竟搖身一變，成為舉世最為昂貴的精品咖啡，區區一磅豆子曾喊到六百美金，小小一杯咖啡竟要價五十至一百美元，還吸引西方記者和研究人員千里迢迢前往一探究竟，也隆重現身於好萊塢的大作裡。

各位看倌先別覺得噁心，若能秉持「咖啡，知道更多，享受更多」的信念，探討麝香貓咖啡的箇中奧妙，便可感受造化之神奇，也能參悟莊子道在屎溺的哲理。換個角度來看，麝香貓咖啡運用了一種純天然的生物科技，跟蜂蜜、燕窩如出一轍，而且據說最早正是麝香貓把咖啡種子從中非帶到衣索比亞，然後在那裡繁衍興盛，衣索比亞也就成為咖啡的天然基因寶庫與散佈源頭，所以喝麝香貓咖啡，也算是「飲咖啡，思其源」了。

加拿大安大略農業學院食品科學系的馬希莫・馬爾孔教授在二〇〇三年前往衣索比亞和印尼，蒐集比較了兩地的麝香貓咖啡，並進行科學性的研究。他發現不管麝香貓吃的是什麼種類的咖啡果，排出的咖啡豆全都具有較高的紅色調，整體顏色較同類豆來得深，豆身也比較脆硬，顯示咖啡豆在麝香貓的消化道裡遊

歷一番，竟然脫胎換骨，迴非尋常豆子可比。咖啡出肛門有如鯉魚登龍門，身價自此不凡。

馬爾孔教授用電子顯微鏡將麝香貓咖啡豆放大一萬倍來觀察，發現其表面多了不少微小細孔，想是胃液及消化酵素所造成的，如此一來，麝香貓體內的蛋白質分解酵素得以滲入豆子裡，將不少貯存於其中的蛋白質分解成胜肽與游離胺基酸，另有些蛋白質從微小細孔流失掉。咖啡豆在受到烘烤時會發生所謂的「梅納反應」，而加熱過後的蛋白質是咖啡苦味的重要來源（咖啡因僅占一小部分），麝香貓咖啡既然少了些蛋白質，加上適用於輕度烘焙，所以口感比一般咖啡來得柔順，苦味更是大降。

咖啡果在去除果肉後，還有一層黏糊糊的膠質和豆莢包覆著豆子，要如何除膠破莢取豆，可是門大學問，攸關咖啡的口感與身價。傳統是用日曬法除膠，缺點當然是必須看天吃飯，品質更難以掌控，若處理不慎，豆子還會發霉呢！現代化的咖啡工業則使用濕式發酵法，所加入的酵母菌和一些微生物不但能夠分解膠質，還可為咖啡豆增添風味，而麝香貓吃咖啡果、排咖啡豆的過程，就等於是一種生物體濕式發酵法。

此外，麝香貓之所以有此雅號，想必是因為牠們身上具有特殊的腺體，當咖啡豆子被牠們排出體外時，難免會沾染上那股氣味。馬爾孔教授對於麝香貓咖啡的描繪是：「帶有土味、霉味、像是糖漿、滑順，而且富含叢林與巧克力的基調。」他還認為印尼蘇門答臘的麝香貓咖啡略勝非洲同儕半籌。咖啡評論家克里斯·魯斌則形容說：「其香味豐富而強烈，咖啡濃郁得不可思議，簡直就像糖漿一般，厚重得好比巧克力似地，清晰的餘味縈繞在舌頭上，久久不散。」至於麝香貓咖啡到底值不值得那樣的價位，那完全是見仁見智的問題，我關心的是別的事。

　　有回我跟一位老友閒聊，說我打算提供給印尼咖啡農夫一種可幫助排便的配方，藉以提升麝香貓咖啡的產能。擁有化工博士學歷的他竟一本正經地評論說：「這樣子做雖然可以提高產能，卻會使品質降低。」我忍著笑答稱：「這我已經考慮到了，我既然有提高麝香貓咖啡產能的配方，也會有維持品質的配方，那就是使用上等的乳酸菌。」他似乎察覺到我只是在開玩笑，於是把話題轉移開去。不過誰知道呢，搞不好我的法子還挺管用的，讓尋常百姓也消費得起原本昂貴無比的麝香貓咖啡。

　　事實上已經有人在實現這個理想了，只是策略跟我的有所不同。由於麝香貓是雜食性動物，除了水果外也吃昆蟲，甚至小蛇，咖啡豆跟芸芸眾生一起在牠們的肚腸裡輪迴轉世，難免沾染到彼此的性味。後來有人標榜其咖啡處理生物體純粹吃素，例如雉鳥、鹿、獼猴，這樣子的話，咖啡豆便可避免混雜到肉食的腥羶味。異想天開的不只我而已，有人為了能夠大量生產便便咖啡，竟打起大象的主意，不過好像行不太通，否則低咖啡因版本也許可利用鯨魚，因為咖啡豆浸過海水後可去除咖啡因。另外，越南一家公司早在上個世紀末，即禮聘一群德國科學家研發「擬真」麝香貓咖啡，他們從麝香貓體內分離出六種消化酵素，並藉以開發出一種得到專利的合成浸液，可用來模擬咖啡果在麝香貓體內的情況，如此一來，不必再到大便堆裡找美食了，價格也應該便宜不少。

　　若是麝香貓咖啡委實太過匪夷所思，那麼咖啡的另一個應用可更教人嘖嘖稱奇。先前介紹過咖啡灌腸法，現在竟然有些人可以跟愛車一起享用咖啡，說得更精確些，他們從咖啡渣提煉出可做為汽車燃料的生質燃油，為物盡其用樹立一個崇高而美味的典範。

我認識的那位化工博士從事於資訊工作，而美國內華達大學的化工教授們則發揮專長，將原本要丟棄的咖啡渣轉化成為高品質的生質燃油，燃燒時不但沒有臭味，還會散發出咖啡的幽香，更棒的是這種咖啡燃油的黏性不高，一般汽車多半可以直接使用，無須改裝引擎。據他們估計，五至七公斤的咖啡渣能夠提煉出一公升的燃油，量產後的生產成本大約每加侖一美元。最大的好處則是不必為了煉油而專門墾地種植，利用現有的咖啡渣即可，而光是美國一地，一年即可產出三億四千萬加侖的咖啡生質燃油，產量雖不算大，總算不無小補，反正是廢物利用嘛！

　　如果嫌煉油太麻煩，那麼英國有一組人改裝了一輛車齡約莫二十歲的福斯汽車，使它能夠藉由燃燒咖啡粉來產生動力，時速竟可飆到將近一百公里，只是所費不貲，改裝的費用不說，燃料成本高達汽油的二十五至五十倍，光這點就讓人吃不消了，而且每跑五、六十公里，得停下來補充咖啡粉，每一百公里必須清除過濾器中的咖啡煙灰和焦油。那台只是原型機，倘若繼續研發下去，也許在不久的將來會發生如下情景：您獨自走進咖啡館裡，點了兩杯咖啡外帶，小杯的給自己，大杯的給愛車，或者反過

來，您享用大杯的；您將車子停進加油站，打開油箱蓋，優雅地說：「Espresso，加滿。」付了帳後又風馳電掣起來，開了大半天車，覺得昏昏欲睡，想喝杯咖啡提振精神，於是把車停到路邊，緊接著插根吸管到油箱裡喝將起來，就這樣，行動咖啡館昇華到另一個境界。

既然糞便可以出黃金，廢渣能夠煉燃油，那麼好好發揮創意，努力研發，誰知道咖啡還能變出什麼神奇的把戲來！

第十九章

答問集

關於咖啡與健康的關係，各位看倌恐怕還有不少疑問。以下有些是我曾經被問過的，有些是我自己設想的，多半在前文裡已提過了，這裡再列出來以供參考：

一般人喝多少咖啡算適量？

衛生署建議每日咖啡因攝取上限為300毫克，在此範圍內應屬適量，但是茶、可樂、巧克力與其他一些食物、飲料、藥品可能也含有咖啡因，應該一併計算進去。準備受孕的婦女、孕婦、

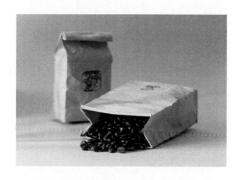

餵哺母乳的婦女、兒童、老年人、骨量較少者、睡眠失調者、血壓高者、血糖高者、躁鬱症患者等等，應採取更嚴格的標準，服藥中的病患則應洽詢醫師。

孕婦可以喝咖啡嗎？

醫學界對此意見不一。一般看法是，孕婦與胎兒若健康狀況良好，少量飲用應是無妨。然而孕婦與胎兒代謝咖啡因較常人慢，所以或可遵循英國食物標準局為孕婦所訂定的的標準：每日咖啡因攝取上限為200毫克。若有健康疑慮的孕婦，則應儘量減少或避免攝取咖啡因。

兒童可以喝咖啡嗎？

嬰幼兒自然不宜，除非是出自醫師處方。較年長的兒童可參考某學者建議的兒童每日咖啡因最大攝取量：每公斤體重2.5毫克。例如30公斤重的孩童每日不宜攝取超過75毫克的咖啡因。

老年人可以喝咖啡嗎？

咖啡含有不少對身體有益的抗氧化成分，並有研究發現習慣喝咖啡的人罹患老年失智症的風險較低（注意：風險較低不等於沒有風險，更不代表具有治療效果）。但是患有骨質疏鬆、心血管疾病、睡眠失調、糖尿病等等慢性病症的年長者，對咖啡因的攝取應更加審慎。

學生和上班族適合用咖啡提神嗎？

咖啡因是最廣受使用的提神物質，能夠提振精神、強化注意力與警覺心，並可增進短期記憶力，但具有耐受性問題，使其提神效果打折扣，飲者必須愈喝愈多，不喝反而沒精神，甚至上癮。此外，沒有任何提神物質可以取代充分休息，因此偶爾可用咖啡提神，但切勿成為常態。

很想喝咖啡，但怕睡不著，怎麼辦？

咖啡抑制睡意的作用主要來自咖啡因，而咖啡因在一般人體內3至7小時可代謝掉（孕婦則慢得多），為了避免晚上睡不著，應根據個人咖啡因代謝速率設定飲用時間，通常傍晚後就不宜攝取咖啡因。有人認為白天喝咖啡提振精神，能與晚上形成較大的反差，反而有助於入睡。另外，咖啡中的其他成分具有鎮定安神、舒緩情緒的效果，也能幫助入睡。

如何避免對咖啡因上癮？

咖啡因攝取量應在衛生署的建議值內。此外如果可能的話，每週可選擇一天不攝取咖啡因。若已上癮，可逐漸降低每日咖啡因攝取量，以減輕戒斷反應的不適感。

空腹喝咖啡會傷胃嗎？

咖啡會刺激胃酸分泌，幫助消化，但胃弱、甚至已有潰瘍的人應避免空腹喝咖啡。相當吊詭的是，咖啡在成為流行飲品之

前，曾被醫生用作胃藥，現代研究也發現，咖啡有助於抑制引發胃潰瘍的細菌。

為什麼有些人喝咖啡會感到焦慮？

這或許是因為咖啡會耗損掉維生素B6，而缺乏維生素B6與焦慮相關。在另一方面，咖啡可提振精神，改善情緒，甚至有人建議將咖啡用作溫和的抗憂鬱劑，但未蒙醫學界普遍認可。

運動前可以喝咖啡嗎？

咖啡因可提升耐力與爆發力，增進運動表現，因此國際賽事有限制運動員咖啡因攝取量。在從事劇烈的運動與勞動前，請勿於短時間內攝取大量咖啡因，以免對心臟、血管形成過大的負擔，適量則不至於有礙。

喝咖啡是否會造成骨質流失？

有醫師指出，國人罹患骨質疏鬆症主要是太少運動、不喜歡曬太陽、鈣質吸收不足所致，並非咖啡因造成的。也有研究發

現，喝八杯咖啡所引起的骨質流失，喝一杯牛奶即可補足。不過骨質疏鬆症患者及高危險群仍應慎飲咖啡。

咖啡能幫助排便嗎？

咖啡是種快速通便劑，飲後數分鐘內便可開始促進腸道蠕動，並維持三十分鐘以上，但有專家指出，咖啡的通便效果在早晨飲用時較能發揮，其他時間收效不大。

喝黑咖啡有助於減肥嗎？

有研究發現喝咖啡與體重減輕相關，這或許是因為咖啡具有抑制食慾、促進代謝、生熱、脂解等作用，但效果有限，仍須搭配飲食調控與適度運動。當真過胖者，則應尋求醫療救助。

糖尿病患者可以喝咖啡嗎？

根據數項研究結果，有喝咖啡習慣的人罹患第二型糖尿病的風險較低，但也有研究顯示，一些人在剛喝完咖啡後，血糖值會

升高。因此症狀輕微的糖尿病患者或許可以少量飲用咖啡，前提是不加糖與奶精，而重度患者在獲得良好控制前則最好避免。

高血壓患者可以喝咖啡嗎？

咖啡因會讓血管收縮並誘發腎上腺素分泌，因而造成血壓上升。對於一般人來說，這不完全是件壞事，因為有助於增加「心餘力」，及可抑制血管性頭痛的發作，而咖啡中的抗氧化物質也有益於心臟、血管保健，但已是高血壓或心臟、血管疾病患者，對於咖啡還是應該淺嚐即止。

肝病患者可以喝咖啡嗎？

不少研究發現，喝咖啡可能具有保肝效果，即使是對於肝病患者來說也是如此，然而肝病患者最好還是洽詢醫師，尤其不能用喝咖啡來取代正統治療。此外，保肝的要務之一是充分休息，如果喝咖啡是為了在疲倦狀態下提神，那麼反而會間接傷肝。

男人喝咖啡會影響性功能嗎？

　　這恐怕是有心人士捏造出來中傷咖啡的謠言，但有研究發現，婦女過度飲用咖啡可能與延遲受孕相關，不過也有研究反駁此點。總之，還是適量為宜。

咖啡能解酒嗎？

　　雖然有研究發現咖啡或能降低遭受酒精所引起的肝損傷之風險，但喝咖啡並不能解酒，反而會讓人低估自己的酒醉程度而招致危險。

低因咖啡是否比較健康？

　　不一定。綜合許多研究來看，一般咖啡的保健效果似乎優於低因咖啡，這當然是以適量飲用為前提，然而過量的咖啡因具有不少可能的副作用。選擇低因咖啡時應了解其所用去除咖啡因的方法，其中有些並不怎麼健康。此外，美國有個研究發現，喝低

因咖啡可能會強化罹患心臟病的風險因素，喝一般咖啡卻無此現象，但要做出任何具體建議前，仍需更多、更深入的研究。

到底怎樣喝咖啡才健康？

適量為上策，但除了注意每日咖啡因攝取總量外，單次也不宜攝取過多，次與次之間最好間隔3小時以上，傍晚後就不宜再喝，孕婦、老年人、兒童、病患對於喝咖啡應更為審慎。喝咖啡應減少或避免使用糖與奶精，並須適當補充水分、鈣質與維生素。過度烘焙咖啡豆會破壞其抗氧化物質，若使用濾泡方法，請注意濾紙品質。最重要的是充分了解：咖啡雖富含抗氧化物質，但不能代替蔬果，其提神作用也無法代替睡眠，其保健功效更無法代替治療。

第二十章
咖啡與健康

　　探討咖啡與健康這個議題，彷彿經歷了一場黑格爾正反合的辯證過程，或是青原惟信禪師山水之見的心境變遷——見咖啡是咖啡，見咖啡不是咖啡，見咖啡還是咖啡。

　　咖啡，原本只是尋常至極的飲品，講究的不外乎香味口感、品種產地、佐料器具、火候工夫等等，哪裡想得到這黑不溜秋的玩意兒，竟也是延年益壽、治病防疾的苦口良藥。是耶，非耶，其信然耶？其實咖啡的藥用歷史少說也有一千年，甚至曾被載入藥典之中，並納入處方用藥，即便是現代，不少西藥裡頭含有咖啡因。然而，我可一點兒也不想上咖啡廳享用咖啡，得憑醫師處

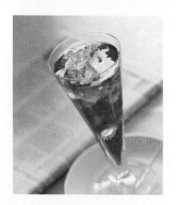

方簽，或必須先仔細閱讀用法指示。對於現在的我來說，咖啡猶原是日常飲品，只不過別具養生保健功效罷了！

總括起來看，咖啡雖是強力的抗氧化劑，保健養生功效甚多，但總有美中不足之處，過量飲用還是可能有些弊害的，因此無法開懷暢飲，更別說拿來當白開水喝。伏爾泰自稱日飲四十杯咖啡凡數十年，不過那是加了巧克力的。此翁看似長期狂喝痛飲咖啡，其實每杯的咖啡因含量料想不多，而巧克力和咖啡都富含多酚，所以伏老得享高壽（套用當時的標準）。最狂熱的咖啡飲者莫過於巴爾札克，這位老兄光喝還不過癮，為了提振文思，竟然空腹吞服咖啡粉，只差沒像麝香貓一般囫圇生吞咖啡果，而他才邁入知命之齡不久，便鶴駕西歸。

然而仔細想想，所謂「美中不足」，純粹是以微觀的觀點來看，若採用宏觀的視野，那麼就會深深覺得大自然的安排真是巧妙至極。就像物理學大師霍金所認為的，宇宙乃是起源自些許的不完美，倘若渾沌未開的太初時期事事完美，那麼啥事都不會發生，宇宙也就無以形成，更不會有您、我、咖啡的存在。再者，有些事本是一體兩面，優劣互現，例如咖啡既具提神之功，自有

失眠之虞，難不成白天喝提神、夜裡喝催眠吧！更何況不少人大開夜車，正是靠咖啡保持清醒。更重要的是，凡事須有節制，不宜太過，否則物極必反，而這豈不正符合古聖先哲的教化嗎？假使咖啡對每個人全都有利無弊，而且喝愈多，好處愈大，一丁點兒毛病也沒有，那麼人不分男女老幼，竟日猛喝咖啡不就好了，但是天下哪有這等便宜事？就算有，那麼咖啡的身價必定高不可攀，升斗小民反而享用不到。或者地不分東西南北，泰半都種咖啡去了，沒多少剩下可種植糧食蔬果，大家反倒落了個營養不良的下場。

有一陣子我看咖啡，好似在看陰中有陽、陽中有陰的太極圖——咖啡的好處當中，往往隱藏著壞處，壞處裡頭，竟也蘊含著好處。加上學者專家們的諸多研究結果正反俱呈，彼此牴觸，咖啡與健康的關係還當真是撲朔迷離，玄機莫測。換個角度來看，咖啡背後的利益糾葛著實巨大而難解難分，涉及金錢、政治、宗教、學術權威等各個層面，或者僅僅基於個人的成見偏好，也將使得包括學者專家在內的芸芸眾生，都難免帶著有色眼鏡來看咖

啡，無法持平而論，難怪美國康乃狄克大學的營養學家古德溫女士會認為，一旦涉及咖啡，事情便混淆到無以復加。

舉個看似與本文毫不相干的例子來說明所謂「客觀」有多困難。也不知是要滿足人類的好奇心或殘忍好鬥的天性，探索頻道有個節目模擬了不同種野獸之間的相鬥場景，讓牠們透過電腦動畫來捉對廝殺以分出高下。獅子和老虎誰才是真正的獸中之王，一直困擾著不少人，可想而知，該節目一定不會錯過這兩個票房明星，果然有一集就讓牠們一起比武相鬥。純種貓科動物裡體型最為碩大的西伯利亞虎（或稱東北虎）沒參加這場擂台賽，而由最常見的孟加拉虎代表虎輩出場，其平均身體素質仍然稍稍優於非洲雄獅，激鬥之後卻慘遭獅吻，一命嗚呼。如此安排的理由竟是：「老虎擅狩獵而不擅格鬥，獅子擅格鬥而不擅狩獵，獅虎相爭，獅子理應勝出。」該集節目在網路上引發熱烈討論，獅子與老虎各擁粉絲，彼此叫陣，激鬥程度恐怕不下於獅虎的生死相搏，甚至扯上東西對抗的國際政治。

獅子在印度有一些，但最主要是生長於非洲草原（美洲獅是不同品種），早已成為西方的象徵，例如英國有個獅心王，

歐洲歷代王室也常用猛獅做為圖騰。老虎多半生長在東亞叢林裡，因此代表東方。獅虎相爭因此被視為東西兩股勢力的對抗，而獅子終究靠著一個怪異的理由勝出，那也就不足為奇了，這讓人不禁聯想起特洛伊戰爭中阿奇里斯與海克托的熬戰，其勝負生死與雙方的戰鬥力無關，完全在於天神的安排。獅虎相爭應當不至於涉及任何實質利益，參與討論者卻還各擁壁壘分明的立場，而每年流下人肚的咖啡少說有四千億杯，背後代表極其龐大的金錢利益，再加上咖啡本是伊斯蘭世界的代表性飲品，一直跟做為基督教象徵的酒相互對抗，學者專家們其實也是凡夫俗子，他們能夠完全免除利益誘惑與偏見影響嗎？關於咖啡的正反意見都遭到質疑，有利於咖啡的研究，往往被指稱是在咖啡業者的資助下完成的，而不利於咖啡的說法，也可能受批評為出自於競爭對手的挑撥。

　　好吧，縱使撇開非科學性的因素不談，關於咖啡的研究依然困難重重。咖啡的成分十分複雜，人類到目前為止所能知道的僅占一小部分。此外，每個研究所指的咖啡，其品種、產地、加工方式、運輸保存條件、調製法、每杯容量、濃淡等等都天差地

遠，飲用者更是形形色色，習慣大異其趣，基因體質有別，再加上研究方法本身的差異，研究結果自然南轅北轍。因此學者專家們很難對咖啡與健康的關係達成任何共識，尋常百姓更是無所依從，連「適量飲用」這個最基本通用的準則，都不乏堅強的反駁實證。

我對於咖啡與健康之間關係的探討，主要是出自於求知慾的作祟，倒不是想要趨吉避凶，以便促進健康，延年益壽。不過，我個人飲用咖啡的習慣，多少已經受到認知的影響，也或許習慣的改變，是因為身體一旦進入中古狀態，便不由自主地進行自我調適，開始厭憎起過去不利於身體的不良嗜好。近幾年來，我大致遵守著三個鬆散的喝咖啡原則。

首先，日飲一杯，多則兩杯，絕不過三。至於飲用的時間，倒沒什麼特別的原則。我不靠喝咖啡來排除隔夜宿便或開啟嶄新的一天，也就無須刻意地一起床便來上一杯。飲用時間多半是在中午過後，有時早上八、九點就開始輟飲起來，也並無不可。晚上喝咖啡只有三種情況，一是社交所需，二是吃完大餐後消油解

膩，三是想要提神，不過最後一項的效果恐怕還不如意志力或小睡片刻。

其次，一日不作，一日不飲——倘若整天無所事事、無所用心，那就沒咖啡可喝。然而，即便是在週末假日，甚至逢年過節，我通常多少也會花些心思於學習、翻譯、寫作或正職的工作上頭，就算僅是跟老友碰面閒聊，也往往會來杯社交咖啡，所以第二條幾乎成了派不上用場的虛文。要是真有這麼一天，啥正經事也不幹，那麼當天就忍著輕微頭痛及些許倦怠，壓根兒不碰咖啡，正好讓身體把咖啡因清一清，也因此渴望著趕快回到工作崗位上。或許我並非那麼熱愛工作，只是想喝咖啡罷了！

第三，喝咖啡時通常不加糖和奶精，有時倒是會添加鮮牛奶或植物奶，而在炎炎夏日之中，也會享受一下冰咖啡的清涼快意，但只是偶一為之，一般還是慢慢地啜飲熱咖啡。我現在已極少喝罐裝跟三合一咖啡了，這點與其說是刻意設定的原則，還不如說是出自於身體的自然反應——愈來愈排斥過於人工化的食飲品。

　　莊子說：「筌者所以在魚，得魚而忘筌；蹄者所以在兔，得兔而忘蹄；言者所以在意，得意而忘言。」我探討過咖啡與健康這個議題後，就把這件事拋在腦後，不至於念茲在茲，捧起咖啡便盡想著，這一口下去將對自己有多大好處。咖啡猶原是咖啡，其他就讓身體、下意識及習慣來決定怎麼喝吧！

後語

夢想咖啡館

　　我在紅燭昏羅帳的年少時期，曾夢想開間咖啡館，但那並非一間普通的咖啡館，而是「有供應咖啡的影子內閣」。客人採會員制，全都是懷抱改革理想的在野菁英，任何會員一旦謀取公職，立刻喪失會員資格，因此進店來不用再高聲詢問「哪張是反叛之桌」，這裡每張都是。除了評議時事、監督施政與社會的各個層面外，這間咖啡館還會進一步形成方策，提供執政當局具體可行的施政建議，並將透過咖啡館附設電台向政府與全民發聲，而非僅是關起門來徒自空談。

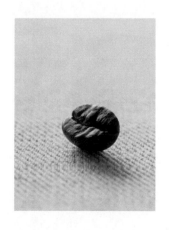

　　到了江闊雲低的壯年時期，我夢想著開間咖啡館，但那並非一間尋常的咖啡館，而是「可暢飲咖啡的文藝沙龍」。「談笑有鴻儒，往來無白丁，斯是陋室，咖啡香馨」，或可稍堪描摹我的想望。不只文學、藝術，就算是量子力學甚至弦理論，也可以是得到熱烈討論的主題。這間咖啡館會有一個櫃子，但非用以放置客人的專用咖啡杯，而是要陳列他們的作品，如果他們有出版書籍的話。新書發表會、專題演講、讀書會、自行創作的影片欣賞等等，將是店內的常態活動。

　　在堂堂邁入兩鬢飛霜的中年時期，我仍夢想開間咖啡館，一間平凡無奇的咖啡館，所不同的是，它或要做為繁忙嘈雜的都市生活當中的一個寧靜角落，提供每個客人不受干擾的獨享空間，店名就叫「Table for One」，每張桌子只能坐一位客人，客人彼此之間不許交談，年滿二十歲才可入場，因此不會出現兒童奔跑喧鬧或少年情侶卿卿我我的場景，而且每個人都有人相伴，但又不用理會任何人。有個男同事聽我如此描述，脫口而出說一定要帶老婆去這樣的店，卻遭另一個女同事白眼。

在我各時期的夢想咖啡館裡，咖啡其實無足輕重，重心全都著落在客人、場地與其中的活動上頭。迄今夢想依舊只是夢想，台灣卻早已解嚴，政論節目多到令人厭煩，出版業邁入寒冬，扣除寥寥幾本暢銷書後，作者人數恐怕還多於願意掏腰包的讀者人數哩，而且我關注的焦點已轉移至咖啡本身，在連鎖咖啡館裡一邊看著奔跑喧鬧的兒童與卿卿我我的情侶，一邊創作這本書。不過相當吊詭的是，現在我反而有了同時實現三種夢想的機會──開間養生咖啡館，在裡頭大談這本極冷門書，並且強力抨擊政府的公共衛生政策，把客人全都嚇跑，只剩下我一個人在裡頭高談闊論，「Table for One」於是成了「Tables for One」。

附錄

名詞對照表

原文名詞	中文譯名	章
Aarhus University Hospital	奧爾胡斯大學醫院	12
American Journal of Clinical Nutrition	美國臨床營養期刊	7、12、14
American Journal of Obstetrics and Gynecology	美國產科與婦科醫學期刊	12
Anne Sexton	安妮・塞克斯頓	5
Archives of Internal Medicine	內科醫學誌	5
Arteriosclerosis, Thrombosis, and Vascular Biology	動脈硬化、血栓和血管生物學期刊	7
Assia Gutmann	艾希亞・古特曼	5
Avicenna	阿比善那	1
Barger-Lux	巴葛臘克斯	2
Brian MacMahon	布萊恩・麥克馬洪	9
British Journal of Cancer	英國癌症期刊	10
British Medical Journal	英國醫學期刊	12
Café Central	中央咖啡館	1
Café Foy	佛伊咖啡館	1
cafestol	咖啡油醇	7、17
Charles Maurice de Talleyrand-Périgord	塔列蘭	前言
Charles Post	查爾斯・波斯特	1、17
Chris Rubin	克里斯・魯斌	18
Clement VIII	克萊門八世	1

原文名詞	中文譯名	章
Jean-Paul Marat	馬拉	1
Joe Vinson	喬‧文森	14
John Bayley	約翰‧貝禮	3
Joseph Sheridan	約瑟夫‧薛勒登	11
Journal of Alzheimer's Disease	阿茲海默氏症期刊	3
Journal of American Medical Association, JAMA	美國醫學會刊	2、4、6、7
Journal of Epidemiology and Community Health	流行病學與社區健康期刊	9
Journal of Hepatology	肝臟醫學雜誌	10
Journal of Laboratory and Clinical Medicine	實驗臨床醫學學刊	2
Journal of the National Cancer Institute	國家癌症研究院期刊	10
kahweol	咖啡白醇	7、17
Kaiser Permanente Division of Research	凱寒醫療中心研究部	12
Kathleen Goodwin	凱瑟琳‧古德溫	7、20
Khair Beg	凱‧貝格	1
Kraft Foods	卡夫食品	16
Latter-day Saints	耶穌基督後期聖徒教會	9
Le Procope	普蔻咖啡館	1
Lee Wattenberg	李‧華登堡	13
Ludwig Roselius	魯德威格‧羅塞流斯	16
Massimo F. Marcone	馬希莫‧馬爾孔	18
Max Gerson	麥克斯‧葛森	13
Maximilien Robespierre	羅伯斯比	1
National Cancer Institute	國家癌症研究所	9
National Institutes of Health	國家衛生研究院	16
Nature Medicine	自然醫學	6
Nurses' Health Study	護士健康研究	7
Ontario Agricultural College	安大略農業學院	18
Oscar Wilde	王爾德	2
Osteoporos International	骨質疏鬆國際期刊	2

原文名詞	中文譯名	章
Peter Martin	彼得・馬丁	4
Postum	波斯敦	17
Preventive Medicine	預防醫學	9
Proceedings of the National Academy of Sciences	美國國家科學院院刊	9、15
Rhazes/Rāzi	拉傑斯	1
Robert Superko	羅伯・蘇波寇	16
Rosée's Coffee House	羅塞的店	1
Rutgers University	羅格斯大學	9、15
Seventh-day Adventist	基督復臨安息日會	9
supercritical fluid extraction	超臨界流體萃取法	16
Swiss Water Process	瑞士水處理法	16
Sylvia Plath	希薇亞・普拉絲	5
Ted Hughes	泰德・休斯	5
The American Heart Association	美國心臟協會	7、16
The American Journal of Epidemiology	美國流行病學期刊	7、12
The American Society for Nutritional Sciences	美國營養科學社群	7
The Bell Jar	瓶中美人	5
The Lancet	刺絡針	12
Therapeutische Umschau	治療研究	7
Tim Spencer	提姆・史班瑟	9
trimethylxanthine	三甲基黃嘌呤	15
University of Leeds	里茲大學	1
University of Rochester	羅雀斯特大學	6
University of Scranton	斯克蘭頓大學	14
University of Surrey	蘇里大學	4
Vanderbilt University	范德比爾特大學	4
Voltaire	伏爾泰	1、20
World Cancer Research Fund	世界癌症研究基金會	9
Zimmermann's Coffee House	齊瑪曼咖啡館	1

生活風格類　PE0007

喝是非，聊咖啡
——閒話咖啡與健康

作　　者 / 傅達德
責任編輯 / 林千惠
圖文排版 / 鄭佳雯
封面設計 / 陳佩蓉

發 行 人 / 宋政坤
法律顧問 / 毛國樑　律師
出版發行 / 秀威資訊科技股份有限公司
　　　　　114台北市內湖區瑞光路76巷65號1樓
　　　　　電話：+886-2-2796-3638　傳真：+886-2-2796-1377
　　　　　http://www.showwe.com.tw
劃撥帳號 / 19563868　戶名：秀威資訊科技股份有限公司
　　　　　讀者服務信箱：service@showwe.com.tw
展售門市 / 國家書店（松江門市）
　　　　　104台北市中山區松江路209號1樓
　　　　　電話：+886-2-2518-0207　傳真：+886-2-2518-0778
網路訂購 / 秀威網路書店：http://www.bodbooks.com.tw
　　　　　國家網路書店：http://www.govbooks.com.tw

2011年6月BOD一版
定價：240元
版權所有　翻印必究
本書如有缺頁、破損或裝訂錯誤，請寄回更換

國家圖書館出版品預行編目

喝是非，聊咖啡：閒話咖啡與健康 / 傅達德著. -- 一版. --
　臺北市：秀威資訊科技, 2011.06
　　面；　公分. --（生活風格類；PE0007）
BOD版
ISBN 978-986-221-726-9(平裝)

411.47　　　　　　　　　　　　　　100003797

讀者回函卡

感謝您購買本書,為提升服務品質,請填妥以下資料,將讀者回函卡直接寄回或傳真本公司,收到您的寶貴意見後,我們會收藏記錄及檢討,謝謝!
如您需要了解本公司最新出版書目、購書優惠或企劃活動,歡迎您上網查詢或下載相關資料:http:// www.showwe.com.tw

您購買的書名:＿＿＿＿＿＿＿＿＿＿＿＿＿＿＿＿＿＿＿＿＿＿＿＿

出生日期:＿＿＿＿＿年＿＿＿＿＿月＿＿＿＿日

學歷:□高中 (含) 以下　　□大專　　□研究所 (含) 以上

職業:□製造業　□金融業　□資訊業　□軍警　□傳播業　□自由業
　　　□服務業　□公務員　□教職　　□學生　□家管　　□其它＿＿＿

購書地點:□網路書店　□實體書店　□書展　□郵購　□贈閱　□其他

您從何得知本書的消息?

　□網路書店　□實體書店　□網路搜尋　□電子報　□書訊　□雜誌

　□傳播媒體　□親友推薦　□網站推薦　□部落格　□其他＿＿＿＿＿＿

您對本書的評價:(請填代號　1.非常滿意　2.滿意　3.尚可　4.再改進)

　封面設計＿＿＿　版面編排＿＿＿　內容＿＿＿　文／譯筆＿＿＿　價格＿＿＿

讀完書後您覺得:

　□很有收穫　□有收穫　□收穫不多　□沒收穫

對我們的建議:＿＿＿＿＿＿＿＿＿＿＿＿＿＿＿＿＿＿＿＿＿＿＿＿＿

＿＿＿＿＿＿＿＿＿＿＿＿＿＿＿＿＿＿＿＿＿＿＿＿＿＿＿＿＿＿＿＿＿

＿＿＿＿＿＿＿＿＿＿＿＿＿＿＿＿＿＿＿＿＿＿＿＿＿＿＿＿＿＿＿＿＿

＿＿＿＿＿＿＿＿＿＿＿＿＿＿＿＿＿＿＿＿＿＿＿＿＿＿＿＿＿＿＿＿＿

11466
台北市內湖區瑞光路 76 巷 65 號 1 樓

秀威資訊科技股份有限公司　　　收

BOD 數位出版事業部

....

（請沿線對折寄回，謝謝！）

姓　　名：＿＿＿＿＿＿＿＿＿　年齡：＿＿＿＿＿　性別：□女　□男

郵遞區號：□□□□□

地　　址：＿＿＿＿＿＿＿＿＿＿＿＿＿＿＿＿＿＿＿＿＿＿＿＿

聯絡電話：(日) ＿＿＿＿＿＿＿＿＿＿　(夜) ＿＿＿＿＿＿＿＿＿＿

E-mail：＿＿＿＿＿＿＿＿＿＿＿＿＿＿＿＿＿＿＿＿＿＿＿＿